实用临床口腔医学

主编　郑廷利　等

吉林科学技术出版社

图书在版编目（CIP）数据

实用临床口腔医学 / 郑廷利等主编. -- 长春：吉林科学技术出版社，2021.8

ISBN 978-7-5578-8232-7

Ⅰ．①实… Ⅱ．①郑… Ⅲ．①口腔科学 Ⅳ．①R78

中国版本图书馆CIP数据核字(2021)第116867号

实用临床口腔医学

主　　编	郑廷利　等
出 版 人	宛　霞
责任编辑	许晶刚
助理编辑	陈绘新
封面设计	德扬图书
制　　版	济南新广达图文快印有限公司
幅面尺寸	185mm×260mm
字　　数	147 千字
印　　张	6.125
印　　数	1-1500 册
版　　次	2021年8月第1版
印　　次	2022年5月第2次印刷

出　　版	吉林科学技术出版社
发　　行	吉林科学技术出版社
地　　址	长春市净月区福祉大路5788号
邮　　编	130118
发行部电话/传真	0431-81629529 81629530 81629531
	81629532 81629533 81629534
储运部电话	0431-86059116
编辑部电话	0431-81629518
印　　刷	保定市铭泰达印刷有限公司

书　　号	ISBN 978-7-5578-8232-7
定　　价	50.00元

编 委 会

前　言

口腔医学是一门发展迅速的学科,随着新理论、新技术、新材料、新方法和新器械的不断出现,使得口腔医学得以迅猛发展。近年来,随着人们生活水平的提高和对口腔保健意识的增强,人们对口腔医师的专业需求也越来越高,因此,作为口腔临床医师,及时更新自己的专业知识并与其他临床医师交流经验,不仅可以巩固自己的医学理论知识,还可以提高自身的临床诊疗水平。因此,本编委会特组织从事于口腔科一线的医务工作者编写了此书,旨在有助于广大临床医生了解和掌握目前口腔科常见疾病的最新临床诊疗经验和方法,以便更好地为广大患者服务。

本书共分为五章,内容涵盖了临床常见口腔疾病的诊治,包括:龋病、牙周疾病、牙体非龋性疾病和发育异常、牙髓病、根管治疗术。

本书内容涵盖了口腔科常用治疗技术以及诊断、鉴别诊断要点,重点介绍了口腔疾病的临床诊断程序和临床治疗新技术、新方法。全书坚持面向临床,力求突出新理论、新概念、新技术、新疗法,注重临床实践的可操作性和技巧性,兼顾不同等级医院各级口腔专业医务人员的需要,是一本口腔专业参考用书。

本书在编写过程中,借鉴了诸多口腔相关临床书籍与资料文献,在此表示衷心的感谢。由于本编委会人员均身负科一线临床工作,编写时间仓促,故书中难免有错误及不足之处,恳请广大读者批评指正,以便更好地总结经验,从而达到共同进步、提高口腔科临床诊治水平的目的。

《实用临床口腔医学》编委会

2021 年 8 月

目　　录

第一章 龋病

第一节 龋病的病因

龋病是以细菌为主的多因素综合作用的结果,主要致病因素包括细菌和牙菌斑生物膜、食物和蔗糖、宿主对龋病的敏感性等。

1890 年著名的口腔微生物学家 W. D. Miller 第一次提出龋病与细菌有关,即著名的化学细菌学说,该学说认为龋病发生是口腔细菌产酸引起牙体组织脱矿的结果。口腔微生物通过合成代谢酶,分解口腔中碳水化合物,形成有机酸,造成牙体硬组织脱钙。在蛋白水解酶的作用下,牙齿中的有机质分解,牙体组织崩解,形成龋洞。化学细菌学说的基本观点认为,龋病发生首先是牙体硬组织的脱矿溶解,再出现有机质的破坏崩解。Miller 学说是现代龋病病因学研究的基础,阐明了口腔细菌利用碳水化合物产酸、溶解矿物质、分解蛋白质的生物化学过程。

Miller 实验:

牙齿+面包(碳水化合物)+唾液——脱矿

牙齿+脂肪(肉类)+唾液——无脱矿

牙齿+面包(碳水化合物)+煮热唾液——无脱矿

Miller 实验第一次清楚地说明,细菌是龋病发生的根本原因,细菌、食物、牙齿是龋病发生的共同因素。对细菌在口腔的存在形式没有说明,也未能分离出致龋菌。

1947 年,Gottlieb 提出蛋白溶解学说(proteolysis theory),认为龋病的早期损害首先发生在有机物较多的牙体组织部位,如釉板、釉柱鞘、釉丛和牙本质小管,这些部位含有大量的有机物质。牙齿表面微生物产生的蛋白水解酶使有机质分解和液化,晶体分离,结构崩解,形成细菌侵入的通道。细菌再利用环境中的碳水化合物产生有机酸,溶解牙体硬组织。龋病是牙组织中有机质先发生溶解性破坏,再出现细菌产酸溶解无机物脱矿的结果。该学说未证实哪些细菌能产生蛋白水解酶,动物实验未能证明蛋白水解酶的致龋作用。

1955 年,Schatz 提出了蛋白溶解螯合学说(proteolysis chelation theory),认为龋病的早期,是从牙面上的细菌和酶对釉质基质的蛋白溶解作用开始,通过蛋白溶解释放出各种螯合物质,包括酸根阴离子、氨基、氨基酸、肽和有机酸等,这些螯合剂通过配位键作用与牙体中的钙形成具有环状结构的可溶性螯合物,溶解牙体硬组织的羟磷灰石,形成龋样损害。螯合过程在酸性、中性及碱性环境下都可以发生,该学说未证实引起病变的螯合物和蛋白水解酶。蛋白溶解学说和蛋白溶解螯合学说的一个共同问题是,在自然情况下,釉质的有机质含量低于1%,如此少的有机质要使 90% 以上的矿物质溶解而引起龋病,该学说缺乏实验性证据。

Miller 化学细菌学说和 Schatz 蛋白溶解螯合学说的支持者们在随后的几十年里展开了激烈的争论,化学细菌学说在很长一段时间占据了主流地位。近六十年来在龋病研究领域的相关基础和临床研究均主要围绕细菌产酸导致牙体硬组织脱矿而展开,龋病病因研究进入了"酸幕时代"(acid curtain)。

随着近年来对牙菌斑生物膜致病机制的研究进展，特别是对牙周生物膜细菌引起的宿主固有免疫系统失衡，进而引起牙周病发生的分子机制的深入研究，人们重新认识到蛋白溶解过程在龋病的发生发展过程中的重要作用。目前认为，细菌酸性代谢产物或环境其他酸性物质引起釉质的溶解后，通过刺激牙本质小管，在牙本质层引起类似炎症的宿主反应过程，继而引起牙本质崩解。值得注意的是，牙本质蛋白的溶解和牙本质结构的崩解并不是由"蛋白溶解学说"或"蛋白溶解螯合学说"中所提到的细菌蛋白酶所造成，而是由宿主自身的内源性金属基质蛋白酶（MMPs），如胶原酶所引起。这种观点认为龋病是"系统炎症性疾病，龋病和机体其他部位的慢性感染性疾病具有一定的相似性，即龋病是由外源性刺激因素，如细菌的各种致龋毒力因子诱导宿主固有免疫系统失衡，造成组织破坏，牙体硬组织崩解。

随着现代科学技术的发展，大量的新研究方法、新技术和新设备用于口腔医学基础研究，证实龋病确是一种慢性细菌性疾病，在龋病的发生过程中，细菌、牙菌斑生物膜、食物、宿主及时间都起了十分重要的作用，即四联因素学说（图1-1）。该学说认为，龋病的发生必须是细菌、食物、宿主三因素在一定的时间和适当的空间、部位内共同作用的结果，龋病的发生要求有敏感的宿主、致病的细菌、适宜的食物及足够的时间。由于龋病是发生在牙体硬组织上，从细菌在牙齿表面的黏附，形成牙菌斑，到出现临床可见的龋齿，一般需要 6～12 个月的时间，特殊龋除外，如放射治疗后的猛性龋。因此，时间因素在龋病病因中有着十分重要的意义，有足够的时间开展龋病的早期发现、早期治疗。四联因素学说对龋病的发生机制作了较全面的解释，被认为是龋病病因的现代学说，被全世界所公认。

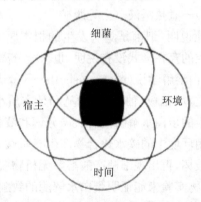

图 1-1 龋病发生的四联因素

一、细菌因素

龋病是一种细菌性疾病，细菌是龋病发生的最关键因素，大量的研究证明没有细菌就没有龋病。无菌动物实验发现，在无菌条件下饲养的动物不产生龋，使用抗生素能减少龋的发生。由龋损部位分离出的致病菌接种于动物，能引起动物龋或离体牙人工龋损。临床上也发现未萌出的牙不发生龋，一旦暴露在口腔中与细菌接触就可能发生龋。

口腔中的细菌约 500 余种，与龋病发生关系密切的细菌必须具备较强的产酸力、耐酸力；能利用糖类产生细胞内外多糖；对牙齿表面有较强的黏附能力；合成蛋白溶解酶等生物学特性，目前认为变异链球菌、乳酸杆菌、放线菌等与人龋病发生有着密切的关系。

细菌致龋的首要条件是必须定植在牙齿表面，克服机械、化学、物理、免疫的排异作用，细菌产生的有机酸需对抗口腔中强大的缓冲系统,常难以使牙体组织脱矿。只有在牙菌斑生物膜特定微环境条件下,细菌产生有机酸聚积,造成牙齿表面 pH 下降,矿物质重新分布,出现牙体硬组织脱矿产生龋。因此,牙菌斑生物膜是龋病发生的重要因素。

二、牙菌斑生物膜

20 世纪 70 年代以后,随着科学技术的发展,对细菌致病有了新的认识。1978 年美国学者 Bill Costerton 率先进行了细菌生物膜的研究,并提出了生物膜理论。随后细菌生物膜真正作为一门独立学科而发展起来,其研究涉及微生物学、免疫学、分子生物学、材料学和数学等多学科。90 年代后,美国微生物学者们确立了"细菌生物膜"(microbial biofilm)这个名词,将其定义为附着于有生命和无生命物体表面被细菌胞外大分子包裹的有组织的细菌群体。这一概念认为在自然界、工业生产环境(如发酵工业和废水处理)以及人和动物体内外,绝大多数细菌是附着在有生命或无生命的表面,以细菌生物膜的方式生长,而不是以浮游(planktonic)方式生长。细菌生物膜是细菌在各种物体表面形成的高度组织化的多细胞结构,细菌在生物膜状态下的生物表型与其在浮游状态下具有显著差异。

人类第一次借助显微镜观察到的细菌生物膜就是人牙菌斑生物膜(plaque biofilm)。通过激光共聚焦显微镜(confocal scanning laser microscopy,CSLM)结合各种荧光染色技术对牙菌斑生物膜进行了深入研究,证明牙菌斑生物膜是口腔微生物的天然物膜。口腔为其提供营养、氧、适宜的温度、湿度和 pH。牙菌斑生物膜是黏附在牙齿表面以微生物为主体的微生态环境,微生物在其中生长代谢、繁殖衰亡,细菌的代谢产物,如酸和脂多糖等,对牙齿和牙周组织产生破坏。牙菌斑生物膜主要由细菌和基质组成,基质中的有机质主要有不可溶性多糖、蛋白质、脂肪等,无机质包含钙、磷、氟等。

牙菌斑生物膜的基本结构包括基底层获得性膜(acquired pellicle),中间层和表层(图 1-2)。唾液中的糖蛋白选择性地吸附在牙齿表面形成获得性膜,为细菌黏附与定植提供结合位点。细菌黏附定植到牙菌斑生物膜表面形成成熟的生物膜一般需要 5~7 d 时间。对牙菌斑生物膜的结构研究发现,菌斑成熟的重要标志是在牙菌斑生物膜的中间层形成丝状菌成束排列,球菌和短杆菌黏附其表面的栅栏状结构(palisad structure),在表层形成以丝状菌为中心,球菌或短杆菌黏附表面的谷穗状结构(corn-cob structure)(图 1-3)。

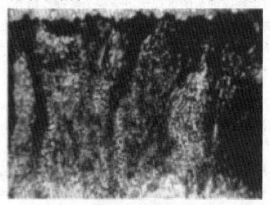

图 1-2 牙菌斑生物膜的基本结构

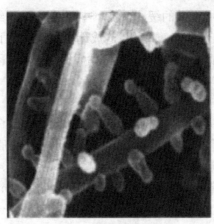

图 1-3　谷穗状结构

　　牙菌斑生物膜一经形成,紧密附着于牙齿表面,通过常用的口腔卫生措施如刷牙并不能有效消除。紧靠牙齿表面的牙菌斑生物膜的深层由于处于缺氧状态,非常有利于厌氧菌的生长代谢,细菌利用糖类进行无氧代谢,产生大量的有机酸,堆积在牙菌斑生物膜与牙齿表面之间的界面,使界面 pH 下降,出现脱矿导致龋病。牙菌斑生物膜是龋病发生的必要条件,没有菌斑就没有龋病。动物实验和流行病学调查研究表明控制菌斑能有效地减少龋病发生。

　　关于牙菌斑生物膜的致龋机制有三种主流学说。

　　1. 非特异性菌斑学说(non-specific plaque hypothesis)　龋病不是口腔或牙菌斑生物膜中特殊微生物所致,而是牙菌斑生物膜中细菌共同作用的结果,细菌所产生的致病性产物超过了机体的防卫能力,导致龋病。

　　2. 特异性菌斑学说(specific plaque hypothesis)　龋病是由牙菌斑生物膜中的特殊细菌引起的,这些特殊细菌就是与龋病发生关系密切的致龋菌。研究已经证实,牙菌斑生物膜中与龋病发生关系密切的致龋菌都是口腔常驻微生物群,非致龋菌在条件适宜时也可以引起龋病。

　　3. 生态菌斑学说(ecological plaque hypothesis)　牙菌斑生物膜致龋的最新学说,认为牙菌斑生物膜内微生物之间、微生物与宿主之间处于动态的生态平衡,不发生疾病;一旦条件改变,如摄入大量的糖类食物、口腔内局部条件的改变、机体的抵抗力下降等,正常口腔微生态失调,正常口腔或牙菌斑生物膜细菌的生理性组合变为病理性组合,一些常驻菌成为条件致病菌,产生大量的致病物质,如酸性代谢产物,导致其他非耐酸细菌生长被抑制,产酸耐酸菌过度生长,最终引起牙体硬组织脱矿,发生龋病。根据生态菌斑学说的基本观点,龋病有效防治的重点应该是设法将口腔细菌的病理性组合恢复为生理性的生态平衡。

三、食物因素

　　食物是细菌致龋的重要物质基础。食物尤其是碳水化合物通过细菌代谢作用于牙表面,引起龋病。

　　碳水化合物是诱导龋病最重要的食物,尤其是蔗糖。糖进入牙菌斑生物膜后,被细菌利用产生细胞外多糖,参与牙菌斑生物膜基质的构成,介导细菌对牙齿表面的黏附、定植。合成的细胞内多糖是细菌能量的储存形式,保持牙菌斑生物膜持续代谢。糖进入牙菌斑生物膜的外层,氧含量较高,糖进行有氧氧化,产生能量供细菌生长、代谢。牙菌斑生物膜的深层紧贴牙齿表面,由于缺氧或需氧菌的耗氧,进行糖无氧酵解,产生大量的有机酸并堆积在牙齿与牙菌斑生物膜之间的界面内,不易被唾液稀释,菌斑 pH 下降,脱矿致龋。

细菌产生的有机酸有乳酸、甲酸、丁酸、琥珀酸,其中乳酸量最多。糖的致龋作用与糖的种类、糖的化学结构与黏度、进糖时间与频率等有十分密切的关系。葡萄糖、麦芽糖、果糖、蔗糖可以使菌斑 pH 值下降到 4.0 或更低;乳糖、半乳糖使菌斑 pH 下降到 5.0;糖醇类,如山梨醇、甘露醇不被细菌利用代谢产酸,不降低菌斑 pH。淀粉因相对分子质量大,不易扩散入生物膜结构中,不易被细菌利用。含蔗糖的淀粉食物则使菌斑 pH 下降更低,且持续更长的时间。糖的致龋性能大致可以排列为:蔗糖＞葡萄糖＞麦芽糖、乳糖、果糖＞山梨糖醇＞木糖醇。蔗糖的致龋力与其分子结构中单糖部分共价键的高度水解性有关。

龋病"系统炎症性学说"认为,碳水化合物除了为产酸细菌提供代谢底物产酸以及介导细菌生物膜的黏附外,其致龋的另一重要机制是通过抑制下丘脑对腮腺内分泌系统的控制信号。腮腺除了具有外分泌功能(唾液的分泌)外,还具有内分泌功能,可控制牙本质小管内液体的流动方向。正常情况下,在下丘脑-腮腺系统的精密控制下,牙本质小管内液体由髓腔向釉质表面流动,有利于牙体硬组织营养成分的供给和牙齿表面堆积的酸性物质的清除。研究发现,高浓度碳水化合物可能通过升高血液中氧自由基的量,抑制下丘脑对腮腺内分泌功能的调节。腮腺内分泌功能的抑制将导致牙本质小管内液体流动停滞甚至逆转,进而使牙体组织更容易受到细菌产酸的破坏。由于牙本质小管液体的流动还与牙本质发育密切相关,对于牙本质尚未发育完成的年轻人群,高浓度碳水化合物对牙本质小管液体流动方向的影响还可能直接影响其牙本质的发育和矿化,该理论一定程度上科学解释 10 岁以下年龄组常处于龋病高发年龄段这一流行病学调查结果。

食物中的营养成分有助于牙发育。牙齿萌出前,蛋白质能影响牙齿形态、矿化程度,提高牙齿自身的抗龋能力。纤维性食物如蔬菜、水果等不易黏附在牙齿表面,有一定的清洁作用,能减少龋病的发生。根据"系统炎症性学说",龋病的发生与细菌代谢产物刺激产生的大量氧自由基与机体内源性抗氧自由基失衡进而导致牙体组织的炎性破坏有关。因此,通过进食水果、蔬菜可获取外源性抗氧化剂(antioxidant agent)中和氧自由基的促炎作用,对维持牙体硬组织的健康具有潜在作用。

四、宿主因素

不同个体对龋病的敏感性是不同的,宿主对龋的敏感性包括唾液成分、唾液流量、牙齿形态结构以及机体的全身状况等。

（一）牙齿

牙齿的形态、结构、排列和组成受到遗传、环境等因素的影响。牙体硬组织矿化程度、化学组成、微量元素等直接关系到牙齿的抗龋力。牙齿点隙窝沟是龋病的好发部位,牙齿排列不整齐、拥挤、重叠等易造成食物嵌塞,产生龋病。

（二）唾液

唾液在龋病发生中起着十分重要的作用。唾液是牙齿的外环境,影响牙发育。唾液又是口腔微生物的天然培养基,影响细菌的黏附、定植、牙菌斑生物膜的形成。唾液的质和量、缓冲能力、抗菌能力及免疫能力与龋病的发生有密切关系,唾液的物理、化学、生物特性的个体差异也是龋病发生个体差异的原因之一。

　　唾液钙、磷酸盐及钾、钠、氟等无机离子参与牙齿生物矿化,维持牙体硬组织的完整性,促进萌出后牙体硬组织的成熟,也可促进脱矿组织的再矿化。重碳酸盐是唾液重要的缓冲物质,能稀释和缓冲细菌产生的有机酸,有明显的抗龋效应。唾液缓冲能力的大小取决于重碳酸盐的浓度。

　　唾液蛋白质在龋病的发生中起重要的作用。唾液黏蛋白是特殊类型的糖蛋白,吸附在口腔黏膜表面形成一种保护膜,阻止有害物质侵入体内。黏蛋白能凝集细菌,减少对牙齿表面的黏附。唾液糖蛋白能选择性地吸附在牙齿表面形成获得性膜,为细菌黏附提供了有利条件,是牙菌斑生物膜形成的第一步,获得性膜又称为牙菌斑生物膜的基底层,也可以阻止细菌有机酸对牙齿的破坏。富脯蛋白、富酪蛋白、多肽等能与羟磷灰石结合,在维护牙完整性、获得性膜的形成、细菌的黏附定植中起重要的作用,唾液免疫球蛋白还能阻止细菌在牙齿表面的黏附。

　　(三)遗传因素

　　遗传因素对宿主龋易感性也具有一定的影响。早在 20 世纪 30 年代就有学者对龋病发生与宿主遗传因素的关联进行了调查研究分析,直到近年来随着全基因组关联分析(genome wide association study,GWAS)在人类慢性疾病研究领域的盛行,学者们逐渐开始试图通过基因多形性分析定位与人类龋病发生相关的基因位点。已发现个别与唾液分泌、淋巴组织增生、釉质发育等相关基因位点的突变与宿主龋病易感性相关,由于龋病的发生还受到细菌生化反应及众多不可预知环境变量因素的影响,关于龋病全基因组关联分析研究的数量还较少,目前尚不能对宿主基因层面的遗传因素和龋病易感性的相关性作出明确的结论。作为困扰人类健康最重要的口腔慢性疾病,宿主与口腔微生物间的相互作用和进化关系,将导致宿主遗传因素在龋病的发生过程中起到重要的作用。

五、时间因素

　　龋病是发生在牙体硬组织的慢性破坏性疾病,在龋病发生的每一个阶段都需要一定的时间才能完成。从唾液糖蛋白选择性吸附在牙齿表面形成获得性膜、细菌黏附定植到牙菌斑生物膜的形成,从糖类食物进入口腔被细菌利用产生有机酸到牙齿脱矿等均需要时间。从牙菌斑生物膜的形成到龋病的发生一般需要 6～12 个月的时间。在此期间,对龋病的早期诊断、早期干预和预防能有效地降低龋病的发生。因此,时间因素在龋病发生、发展过程和龋病的预防工作领域具有十分重要的意义。

　　值得注意的是,四联因素必须在特定的环境中才易导致龋病,这个特定的环境往往是牙上的点隙裂沟和邻面触点龈方非自洁区。这些部位是龋病的好发区,而在光滑牙面上很难发生龋病。在龋病的好发区,牙菌斑生物膜容易长期停留,为细菌的生长繁殖、致病创造了条件。同时,这些好发区多为一个半封闭的生态环境,在这样一个环境内,营养物、细菌等容易进入,使环境内产生的有害物质不易被清除,好发区的氧化还原电势相对较低,有利于厌氧菌及兼性厌氧菌的生长和糖酵解产酸代谢的发生,细菌酸性代谢产物在牙菌斑生物膜内堆积,将抑制非耐酸细菌的生长,导致产酸耐酸菌的过度生长,最终导致牙菌斑生物膜生态失衡,形成龋病。

六、与龋病发生相关的其他环境因素

　　流行病学研究显示,环境因素,如宿主的行为习惯、饮食习惯等与龋病的发生显著相关。

宿主的社会经济地位（socio economical status，SES）与龋病的发生也有密切关系。较低的社会经济地位与宿主的受教育程度，对自身健康状态的关注度和认知度，日常生活方式、饮食结构以及获取口腔医疗的难易程度密切相关。上述各种因素结合在一起，在龋病发生和发展过程中扮演了重要地位。进一步研究发现，口腔卫生习惯与社会经济地位及受教育程度也密切相关，而刷牙的频率对于龋病的发生和发展程度有显著的影响，宿主居住环境的饮用水是否含氟对龋病的发生也有一定的影响。家庭成员的多少与龋病的发生也有密切关系，流行病学调查显示，来自具有较多家庭成员家庭的宿主往往具有较高的 DMFT 指数。

第二节　龋病的临床表现

龋病的破坏过程是牙体组织内脱矿与再矿化交替进行的过程，当脱矿速度大于再矿化，龋病发生。随着牙体组织的无机成分溶解脱矿，有机组织崩解，病损扩大，从釉质进展到牙本质。在这个病变过程中，牙体组织出现色、质、形的改变。

一、牙齿光泽与颜色改变

龋病硬组织首先累及釉质，釉柱和柱间羟磷灰石微晶体脱矿溶解，牙体组织的折光率发生变化。病变区失去半透明而成为无光泽的白垩色；脱矿的釉质表层孔隙增大，易于吸附外来食物色素，患区即可能呈现棕色、褐色斑。龋坏牙本质也出现颜色改变，呈现灰白、黄褐甚至棕黑色。龋洞暴露时间愈长，进展愈慢，颜色愈深。外来色素、细菌代谢色素产物，牙本质蛋白质的分解变色物质，共同造成了龋坏区的变色。

二、牙体组织缺损

龋病由于不断地脱矿和溶解而逐步发展，随时间的推移，出现由表及里的组织缺损。早期龋在釉质表现为微小表层损害，逐步沿釉柱方向推进，并在锐兹线上横向扩展，形成锥状病变区。由于釉柱排列的方向，在光滑牙面呈放射状，在点隙裂沟区呈聚合状，光滑牙面上锥形龋损的顶部位于深层，点隙裂沟内锥形龋损的顶部位于表层（图1-4）。

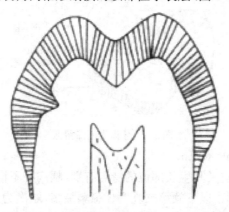

图1-4　龋损的锥形病变

牙本质内矿物质含量较少，龋病侵入牙本质后，破坏速度加快，并易沿釉牙本质界及向深层扩展，牙本质发生龋损时，由于顺着釉牙本质界扩展，可以使部分釉质失去正常牙本质支持成为无基釉。无基釉性脆,咀嚼过程中不能承受咬合力时,会碎裂、破损,最终形成龋洞。

三、牙齿光滑度和硬度改变

釉质、牙骨质或牙本质脱矿后都会出现硬度下降。临床上使用探针检查龋坏变色区有粗糙感,失去原有的光滑度。龋坏使牙体组织脱矿溶解后,硬度下降更为明显,呈质地软化的龋坏组织用手工器械即可除去。

四、进行性破坏

牙齿一旦罹患龋病,就会不断地、逐渐地被破坏,由浅入深,由小而大,牙体组织被腐蚀,成为残冠、残根。牙体组织破坏的同时,牙髓组织受到侵犯,引起牙髓炎症,甚至牙髓坏死,引起根尖周病变。这一过程可能因机体反应的不同,持续时间的长短有所差异。牙体硬组织一旦出现缺损,若不经过治疗,或龋病发生部位的环境不变,病变过程将不断发展,难以自动停止,缺失的牙体硬组织不能自行修复愈合。

五、好发部位(susceptible site)

龋病的发生,必然首先要在坚硬的牙齿表面上出现一处因脱矿而破坏了完整性的突破点,这个突破点位于牙菌斑生物膜牙齿表面的界面处。如果牙菌斑生物膜存在一个短时期就被清除,如咀嚼或刷洗,脱矿作用中断,已出现的脱矿区可由于口腔环境的再矿化作用得以修复。

牙齿表面一些细菌易于藏匿而不易被清除的隐蔽区就成为牙菌斑生物膜能长期存留而引起龋病的好发部位。临床上将这些部位称为牙齿表面滞留区(retention area),常见的有点隙裂沟的凹部、两牙邻接面触点的区域、颊(唇)面近牙龈的颈部(图1-5)。牙面自洁区指咀嚼运动中,借助于颊(唇)肌和舌部运动、纤维类食物的摩擦及唾液易于清洗的牙齿表面。在这些部位细菌不易定居,故不易形成牙菌斑生物膜,龋病也就不易发生。自洁区是牙尖、牙嵴、牙面轴角和光滑面部位。

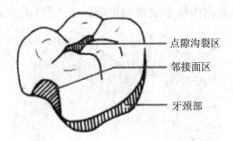

点隙沟裂区
邻接面区
牙颈部

图1-5 牙齿表面滞留区

(一)好发牙(susceptible tooth)

由于不同牙的解剖形态及其生长部位的特点有别,龋病在不同牙的发生率也不同。流行病学调查资料表明,乳牙列中以下颌第二乳磨牙患龋最多,顺次为上颌第二乳磨牙、第一乳磨牙、乳上前牙,患龋最少的是乳下前牙(图1-6)。在恒牙列中,患龋最多的是下颌第一磨牙,顺次为下颌第二磨牙、上颌第一磨牙、上颌第二磨牙、前磨牙、第三磨牙、上前牙,最少为下前牙(图1-7)。

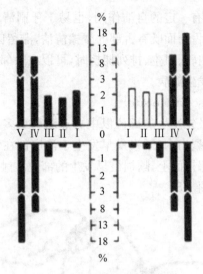

图 1-6 乳牙列龋病发生频率

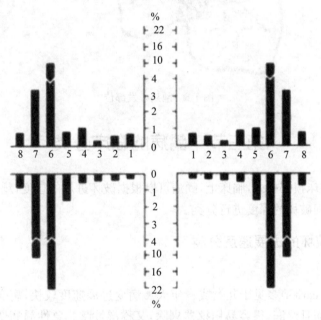

图 1-7 恒牙列龋病发生频率

从不同牙的患龋率情况来看,牙面滞留区多的牙,如点隙沟最多的下颌第一磨牙和形态酷似它的第二乳磨牙,其患龋率最高;牙面滞留区最少的下前牙,龋病发生最少。下颌前牙舌侧因有下颌下腺和舌下腺在口底的开口,唾液的清洗作用使其不易患龋病。

(二)好发牙面(susceptible surface)

同一个牙上龋病发病最多的部位是咬合面,其次是邻面、颊(唇)面,最后是舌(腭)面。

面是点隙裂沟滞留区最多的牙面,其患龋也最多,特别是青少年中。邻面触点区在接触紧密,龋乳突正常时,龋病不易发生。但随着年龄增长,触点磨损,牙龈乳突萎缩或牙周疾患导致邻面间隙暴露,形成的滞留区中食物碎屑和细菌均易于堆积隐藏,难于自洁,也不易人工刷洗,龋病发生频率增加。

　　唇颊面是牙齿的光滑面,有一定的自洁作用,也易于牙刷清洁,后牙的颊沟,近牙龈的颈部是滞留区,龋病易发生。在舌腭面既有舌部的摩擦清洁,滞留区又少,很少发生龋齿。在某些特殊情况下,如牙齿错位、扭转、阻生、排列拥挤时,可以在除邻面以外的其他牙面形成滞留区,牙菌斑生物膜长期存留,发生龋病。

（三）牙面的好发部位（susceptible site）

　　第一和第二恒磨牙龋病最先发生的部位以中央点隙为最多,其次为骀面的远中沟、近中沟、颊沟和近中点隙。在点隙裂沟内,龋损最早发生于沟底部在沟的两侧壁,随着病变扩展,才在沟裂底部融合。在牙的邻接面上,龋损最早发生的部位在触点的龈方。该部位的菌斑极易长期存留,而不易被清除(图1-8)。

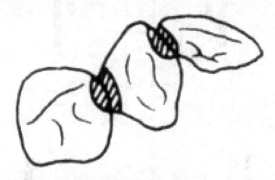

图 1-8　龋病好发部位

第三节　龋病的临床分类

　　根据龋病的临床损害模式,临床上,龋病可以根据破坏进展的速度,龋损发生在牙面的解剖学部位,以及龋损破坏的深度进行分类。

一、按龋损破坏的进展速度分类

（一）急性龋

　　急性龋（acute caries）多见于儿童或青年人。病变进展速度较快,病变组织颜色较浅,呈浅棕色,质地较软而且湿润,很容易用挖器剔除,又称湿性龋。急性龋病变进展较快,修复性牙本质尚未形成,或者形成较少,容易波及牙髓组织,产生牙髓病变。

（二）猛性龋

　　猛性龋（rampant caries）是一种特殊龋病,破坏速度快,多数牙在短期内同时患龋,常见于颌面部及颈部接受放射治疗的患者,又称放射性龋。Sjgren 综合征患者,一些有严重全身性疾病的患者中,由于唾液缺乏或未注意口腔卫生,亦可能发生猛性龋。

　　冰毒（甲基苯丙胺）吸食者口腔也常见猛性龋,俗称"冰毒嘴"（Meth Mouth）,可能与冰毒在体内产生大量氧自由基,破坏下丘脑细胞线粒体功能,抑制下丘脑-腮腺内分泌系统对牙本质小管液体正常流动速度和方向的调控相关。

（三）慢性龋

　　慢性龋（chronic caries）临床上多见,牙体组织破坏速度慢,龋坏组织染色深,呈黑褐色,病变组织较干硬,又称干性龋。

（四）静止龋

静止龋(arrested caries)是由于在龋病发展过程中环境发生变化,隐蔽部位变得开放,原有致病条件发生了变化,龋病不再继续进行,但损害仍保持原状,处于停止状态。邻面龋损由于相邻牙被拔除,受损的表面容易清洁,牙齿容易受到唾液缓冲作用和冲洗力的影响,龋病病变进程自行停止,咬合面的龋损害,由于咀嚼作用,可能将龋病损害部分磨平,菌斑不易堆积,病变因而停止,成为静止龋。

二、按龋损发生在牙面上的解剖部位分类

根据牙齿的解剖形态,龋病可以分为两类,一是窝沟龋,二是光滑面龋,包括邻面和近颈缘或近龈缘的牙面。

（一）窝沟龋(pitand fissure caries)

牙齿的咬合面窝沟是釉质的深盲道,不同个体牙面上窝沟的形态差异较大。形态学上窝沟可以分为很多类型:V型,窝沟的顶部较宽,底部逐渐狭窄;U型,从顶到底部窝沟的宽度相近;Ⅰ型,窝沟呈一条非常狭窄的裂缝;IK型,窝沟呈狭窄裂缝带底部宽的间隙。关于牙发育过程中窝沟的形成以及不同个体、不同牙齿,窝沟的形态差异是牙发育生物学研究的重要领域。

窝沟的形态和窝沟口牙斜面的夹角大小与龋病发病和进展速度密切相关。窝沟宽浅者较深窄者不易发生龋损,窝沟口斜面夹角小者比夹角大者易于产生龋损。在窝沟发生龋病时,损害从窝沟基底部位窝沟侧壁产生损害,最后扩散到基底,龋损沿着釉柱方向发展而加深,达到牙本质,沿釉牙本质界扩散(图1-9)。

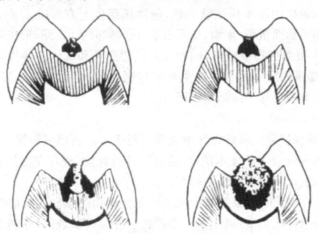

图 1-9　窝沟龋的发展过程

窝沟龋损可呈锥形破坏,锥形的底部朝牙本质,尖向釉质表面,狭而深的窝沟处损害更为严重,龋病早期釉质表面没有明显破坏,这类龋损又称潜行性龋。

（二）平滑面龋

平滑面龋(smooth caries)是发生在点隙窝沟的龋损,分为邻面龋和颈部龋。邻面龋是发生于近远中触点处的损害,颈部龋则发生于牙颊面或舌面,靠近釉牙骨质界处。釉质平滑面龋病损害呈三角形,其底朝釉质表面,尖向牙本质。当损害达到釉牙本质界时,损害沿釉牙本质界向侧方扩散,在正常釉质下方逐渐发生潜行性破坏。

（三）牙根面龋

由于牙颈部的暴露,龋病会在牙根面发生,可以从牙骨质或直接从牙本质表面形成牙根面龋(root caries)。这种类型的龋病损害主要发生于牙龈退缩、根面外露的老年人牙列。由于牙骨质和牙本质的有机成分多于釉质,龋损的破坏速度快。现代人群中的根面龋,最常发生于牙根的颊面和舌面。

（四）线形釉质龋

线形釉质龋(linear enamel caries)是一种非典型性龋病损害,常见于拉丁美洲和亚洲的儿童乳牙列。这种损害主要发生于上颌前牙唇面的新生线处(neo-natal line)或更确切地说是新生带(neo-natal zone)。新生带代表出生前和出生后形成的釉质的界限,是所有乳牙具有的组织学特征。乳上颌前牙釉质表面的新生带部位产生的龋病损害呈星月形,其后续牙对龋病的易感性也较强。

三、按龋损破坏的深度分类

根据病变深度龋病可以分为浅龋、中龋和深龋。这种分类方法在临床上最为常用。

（一）浅龋(superfacial caries)

浅龋指牙冠部釉质龋和牙根部牙骨质龋。龋损涉及釉质或牙骨质浅层,患者一般无症状,釉质出现黄褐色、黑棕色改变,没有形态和质地的改变。

（二）中龋(medium caries)

龋病从釉质发展到了牙本质浅层,称为中龋。牙本质的成分中矿物质含量明显少于釉质,结构上也因牙本质小管的存在,易于被细菌侵入,龋病横向沿牙釉本质界迅速扩展,纵向顺牙本质小管深入,脱矿的牙本质变软变色,使龋坏部位上方形成无基釉,随着龋损不断扩展,无基釉不胜咀嚼负荷而折裂、崩塌,暴露出下方已龋坏的牙本质,形成龋洞。

患中龋时,牙本质受到病损破坏,细菌及其代谢产物和口腔内各种刺激,均作用于牙本质-牙髓复合体,令暴露的牙本质部位产生死区和钙化区,相关的牙髓部位形成修复性牙本质,可起到一定减缓刺激及保护牙髓的作用。

（三）深龋(deep caries)

深龋系指牙本质深层龋。龋病在牙本质深层易于扩散而形成较深的开放龋洞。深龋牙本质暴露较多,深洞底仅余薄层牙本质,病变区已接近牙髓,外界刺激通过牙本质-牙髓复合体的传导和反应,可能出现牙髓组织的病变。

牙本质-牙髓复合体反应与龋病类型有关。急性深龋的修复性反应较少,脱矿性破坏区较宽,再矿化牙本质修复区很窄,微生物一般存在于外层的腐败区,牙髓组织有明显的反应,修复性牙本质缺乏。反之,慢性深龋的修复性反应强,脱矿破坏区较窄,再矿化牙本质修复区较宽,但微生物有可能存在脱矿区或再矿化区内,牙髓组织轻度病变,有修复性牙本质形成。

四、按龋损发生与牙体修复治疗的关系分类

（一）原发龋

未经治疗的龋损称为原发龋(primary caries)。

（二）继发龋

龋病经充填治疗后,在充填区再度发生的龋损称为继发龋(secondary caries)。常发生于

充填物边缘或窝洞周围牙体组织上,也可因备洞时龋坏组织未除净,以后发展而成。继发龋又分为洞缘继发龋和洞壁继发龋,常需重新充填。

(三)余留龋

余留龋(residual caries)是手术者在治疗深龋时,为防止穿通牙髓,于洞底有意保留下来的少量软龋,经过药物特殊处理,龋坏不再发展,这和继发龋有所不同。

五、其他龋病分类

临床上按照龋损破坏的牙面数可以分为单面龋(simple caries);复面龋(compound caries);多面龋(multi-surface caries)系指一颗牙上有两个以上的牙面发生龋损,但不联结在一起;复杂龋(complex caries)指龋损累及 3 个及以上牙面。复面龋或复杂龋的各面损害可以相互连接,也可相互不连接。

第四节　龋病的临床诊断

龋病是一种慢性进行性、破坏性疾病。从细菌开始在牙齿表面的黏附与定植,形成牙菌斑生物膜,到引起临床上肉眼可见的龋损发生,一般需要 6～12 个月左右的时间。对龋病的早期预防、早期诊断、早期治疗有着十分重要的意义,它能有效地阻止龋病的进一步发展。一般情况下,用常规检查器械即可作出正确诊断,对某些疑难病例,可以采用 X 射线照片或其他的特殊检查方法。

一、常规诊断方法

(一)视诊(inspection)

对患者主诉区龋病好发部位的牙齿进行仔细检查,注意点隙裂沟区有无变色发黑,周围有无呈白垩色或灰褐色釉质,有无龋洞形成;邻面边缘嵴区有无釉质下的墨渍变色,有无可见的龋洞。对牙冠颈缘区的观察应拉开颊部,充分暴露后牙颊面,以免漏诊。视诊应对龋损是否存在及损害涉及的范围程度得出初步印象。

(二)探诊(probing)

运用尖锐探针对龋损部位及可疑部位进行检查。检查时应注意针尖部能否插入点隙裂沟及横向加力能否钩挂在点隙中。如龋洞已经形成,则应探查洞的深度及范围,软龋质的硬度和量的多少。怀疑邻面龋洞存在又无法通过视诊发现时,主要利用探针检查邻面是否有明显的洞边缘存在,有无钩挂探针的现象。

探诊也可用作机械刺激,探查龋洞壁及釉牙本质界和洞底,观察患者有无酸痛反应。深龋时,应用探针仔细检查龋洞底、髓角部位,有无明显探痛点及有无穿通髓腔,以判断牙髓状态及龋洞底与牙髓的关系。在进行深龋探察时,为了弄清病变范围,有时还必须作诊断性备洞。

(三)叩诊(percussion)

无论是浅、中、深龋,叩诊都应呈阴性反应。就龋病本身而言,并不引起牙周组织和根尖周围组织的病变,故叩诊反应为阴性。若龋病牙出现叩痛,应考虑并发症出现。

二、特殊诊断方法

(一)温度诊法(thermal test)

龋病的温度诊主要用冷诊检查。采用氯乙烷棉球或细冰棍置于被检牙面,反应敏锐且定位准确,效果较好;也可用酒精棉球或冷水刺激检查患牙。以刺激是否迅速引起尖锐疼痛,刺激去除后,疼痛是立即消失抑或是持续存在一段时间来判断病情。

热诊则可用烤热的牙胶条进行。温度诊应用恰当,对龋病的诊断,尤其是深龋很有帮助。采用冰水或冷水刺激时,应注意水的流动性影响龋损的定位,并与牙颈部其他原因所致牙本质暴露过敏相鉴别。

(二)牙线检查

邻面触点区的龋坏或较小龋洞,不易直接视诊,探针判定有时也有困难,可用牙线从牙相邻面间隙穿入,在横过邻面可疑区时,仔细做水平向拉锯式运动,以体会有无粗糙感,有无龋洞边缘挂线感;牙线从牙颈部间隙拉出后,观察有无发毛、断裂痕等予以判断。注意应与牙石作鉴别。

(三)X 射线检查

隐蔽的龋损,在不能直接视诊,探诊也有困难时,可通过 X 射线片检查辅助诊断,如邻面龋、潜行龋和充填物底壁及周缘的继发龋。龋损区因脱矿而在牙体硬组织显示出透射度增大的阴影,确定诊断。临床上,邻面龋诊断很困难,必须通过拍片检查,如根尖片和咬翼片。

邻面龋应与牙颈部正常的三角形低密度区鉴别:龋损表现为形态不一、大小不定的低密度透射区;釉质向颈部移行逐渐变薄形成的三角形密度减低区形态较规则,相邻牙颈部的近、远中面对称出现。

继发龋应与窝洞底低密度的垫底材料相区别:后者边缘锐利,与正常组织分界明显。此外,X 射线片还可以判断深龋洞底与牙髓腔的关系:可根据二者是否接近、髓角是否由尖锐变得低平模糊、根尖周骨硬板是否消失及有无透射区,间接了解牙髓炎症程度,与深龋鉴别。应当注意:X 射线片是立体物体的平面投影,存在影像重叠,变形失真。当早期龋损局限于釉质或范围很小时,照片难于表现,对龋髓关系的判断,必须结合临床检查。

(四)诊断性备洞

诊断性备洞(diagnostic cavity preparation)是指在未麻醉的条件下,通过钻磨牙体,根据患者是否感到酸痛,来判断患牙是否有牙髓活力。诊断性备洞是判断牙髓活力最可靠的检查方法,但由于钻磨时要去除牙体组织或破坏修复体,该方法的使用只有在其他方法都不能判定牙髓状况时才考虑采用。

三、诊断新技术

龋病是牙体组织的慢性进行性细菌性疾病,可发生于牙的任何部位,主要特征是牙齿色、形、质的改变,这种典型的病理改变对龋病的临床诊断有重要参考价值。目前临床上主要靠临床检查和 X 射线片检查来诊断龋病,但对隐匿区域发生的龋坏和早期龋的临床诊断比较困难,随着科学技术的高速发展,一些新的技术和方法被用于龋病的诊断,进而大大提高了龋病诊断的准确性和灵敏性。

（一）光导纤维透照技术

光导纤维透照技术（FOTI）是利用光导纤维透照系统对可疑龋坏组织进行诊断，其原理是基于龋坏组织对光的透照指数低于正常组织，因而显示为较周围正常组织色暗的影像。

FOTI技术的具体使用方法是在检查前让患者漱口以清除牙面的食物残渣，如有大块牙石也应清除，然后将光导纤维探针放在所要检查的牙邻面触点以下，颊、舌侧均可，通过殆面利用口镜的反光作用来观察牙面的透射情况。起初，FOTI技术诊断灵敏性不高的原因是通过光导纤维所发散出来的光束过于分散，所显示牙面的每个细节不那么清楚，而导致漏诊。新近使用的光导纤维系统是采用装有石英光圈灯的光源和一个变阻器，前者可发散出一定强度的光，后者则可使光的强度达到最大。检查时需要口镜、光导纤维探针，探针的直径在0.5 mm左右，以便能放入内宽外窄的牙间隙中并产生一道窄的透照光。

FOTI技术诊断邻面牙本质龋具有重复性好、使用方便、无特殊技术要求、患者无不适感、对医患均无放射线污染、无重影、无伪影等优点，使之日益成为诊断邻面龋的好方法之一。FOTI技术作为一项新的诊断邻面龋的技术，较X射线片更为优越，随着研究的进一步深入，通过对光导纤维系统的改进，如光束强度、发散系数以及探针的大小，一定会日臻完善。

（二）电阻抗技术

点隙裂沟是龋病最好发的部位之一，一般来说，临床上依其色、形、质的改变，凭借肉眼和探针是可以诊断的，对咬合面点隙裂沟潜行性龋，仅靠肉眼和探针易漏诊，电阻抗技术（electronic caries detection）主要用于在咬合面点隙裂沟龋的诊断，方法简单、灵敏、稳定。

电阻抗技术是利用电位差测定牙的电阻来诊断龋病的一种方法。该技术通过特制的探针测量牙的电阻，探针头可发出较小的电流，通过釉质、牙本质、髓腔后由手柄返回该仪器。研究表明，釉质的电阻最高，随着龋病的发展，电阻逐渐下降。操作者将探针尖放在所检查牙的某几个部位上，仪器上便可显示出数据来说明该部位是正常的或是脱矿以及脱矿程度，同时做出永久性的数据记录。

（三）超声波技术

超声波技术（ultrasound）是用超声波照射到牙齿表面，通过测量回音的强弱来判断是否有龋病及其损害程度的一种方法，目前常用的超声波是中心频率为18 MHz的超声波。

假设完整釉质的含矿率为100%，有一恒定的超声回音，脱矿釉质或釉牙本质界处的回音率则大不相同，它们回音率的大小与龋坏组织中含矿物质量的多少有着明显的关系，只要所含矿物质量有很小的变化，超声回音将有很大的改变，进一步的研究还在进行中，超声波对龋病的诊断，特别是早期龋病的发现上将有很大的推进作用。

（四）弹性模具分离技术

弹性模具分离技术（elastomeric separating modulus）是从暂时牙分离技术发展起来的一种新的龋病诊断技术。主要原理是利用物体的楔力将紧密接触的相邻牙暂时分开，以达到诊断牙邻面龋并加以治疗的一种方法。

弹性分离模具主要由一个圆形的富有弹性的橡皮圈和一个带有鸟嘴的钳子组成。使用时将橡皮圈安装在钳子上，轻而缓慢地打开钳子，这时圆形的橡皮圈变成长椭圆形，将其下半部分缓缓放进牙齿之间的接触区内，然后取出钳子，让橡皮圈留在牙间隙内；一周以后，两颗原来紧密接触的牙间将出现一0.5～1.0 mm大小的间隙，观察者即可从口内直接观察牙接触区域内的病变情况。观察或治疗完毕，取出模具，牙之间的间隙将在48 h内关闭。

弹性模具分离技术可用来诊断临床检查和 X 射线片不能确诊的根部邻面龋,使预防性制剂直接作用于邻面,便于观察龋坏的发展和邻面龋的充填。该技术的优点是:能明确判断邻面有无龋坏;提供一个从颊舌向进入邻面龋坏组织的新途径;无放射线污染;患者可耐受,迅速、有效、耗费低;广泛用于成人、儿童的前、后牙邻面。对于邻面中龋洞形的制备,采用该方法后可不破坏边缘嵴,可避免充填物悬突的产生。该技术存在的主要问题是增加患者就诊次数;可能出现咬合不适;如果弹性模具脱落,将导致诊断和治疗的失败;可能会给牙龈组织带来不必要的损伤等。

弹性模具分离技术给邻面龋的诊断和治疗带来了方便,它不但避免了 X 射线片在诊断邻面龋时的重叠、伪影现象,减少了污染,而且使邻面龋的诊断更为直接、准确。

(五)染色技术

染色技术(dyes)为使用染料对可疑龋坏组织染色,通过观察正常组织与病变组织不同的着色诊断龋病。通常用 1% 的碱性品红染色,有病变的组织着色从而可助鉴别。

临床上将龋坏组织分为不可再矿化层和可再矿化层,这两层的化学组成不同,可通过它们对染料的染色特性来诊断龋病的有无及程度。

(六)定量激光荧光法

定量激光荧光法(quantitative laser fluorescence,QLF)是对釉质脱矿的定量分析,成为一种探察早期龋的非创伤性的敏感方法。其原理是运用蓝绿范围的可见激光作为光源,激发牙产生激光,根据脱矿釉质与周围健康釉质荧光强度的差异来定量诊断早期龋。由氩离子激光器发出的蓝绿光激发荧光,用高透过的滤过镜观察釉质在黄色区域发出的荧光,可滤过牙的散射蓝光,脱矿的区域呈黑色。临床研究表明 QLF 能提高平滑面龋、沟裂龋早期诊断的准确性及敏感性,还能在一定时期内对龋损的氟化物治疗进行追踪观察了解病变的再矿化情况。QLF 对龋病的早期诊断、早期预防及早期治疗都有积极的意义。随着研究的不断深入,人们在寻求便捷的光源、适合的荧光染色剂、准确可靠的数据分析方法。相关的新技术有:染色增强激光荧光(dye-enhance laser fluorescence,DELF)、定量光导荧光(quantitative light induced fluorescence)、光散射(light scattering)、激光共聚焦扫描微镜(confocal laser scanning microscopy)等。

(七)其他新兴技术

增加视野的方法,如白光内镜技术、光性龋病监测器、紫外光诱导的荧光技术、龋坏组织碳化等放大技术、不可见光影像技术、数字根尖摄影技术、数字咬翼摄影技术、放射屏幕影像技术(radio visio graphy,RVG)等。

龋病诊断方法很多,传统的口镜探针检查法,X 射线片检查法及各种新技术均有一定的价值,每种方法都有其优缺点,没有任何一种方法可以对所有牙位、牙面的龋坏作出明确诊断。FOTI 技术主要用于邻面龋的诊断,电阻抗技术多用于𬌗面沟裂龋的诊断,超声波技术主要用于早期龋的诊断,而弹性模具分离技术则主要用于邻接面隐匿龋的诊断等。因此尚需研究和开发新的龋诊断技术和诊断设备,使之趋于更加准确和完善。

四、鉴别诊断

点隙裂沟浅龋因其部位独特,较易判断。光滑面浅龋,在早期牙体缺损不明显阶段,只有光泽和色斑状改变,与非龋性牙体硬组织疾病有相似之处。

（一）釉质钙化不全

牙发育期间，釉质在钙化阶段受到某些因素干扰，造成釉质钙化不全，表现为釉质局部呈现不规则的不透明、白垩色斑块，无牙体硬组织缺损。

（二）釉质发育不全

牙发育过程中，釉质基质的形成阶段受到某些因素的影响造成釉质发育不全，表现为釉质表面有点状或带条状凹陷牙质缺损区，有白垩色、黄色或褐色的改变。

（三）氟斑牙

牙发育期间，摄取过多氟，造成慢性氟中毒，引起氟斑牙又称斑釉症（mottled enamel）。依据摄氟的浓度、时间，影响釉质发育的阶段和程度，以及个体差异，而显现不同程度的釉质钙化不良，甚至合并釉质发育不全。釉质表现白垩色横线或斑状，多数显现黄褐色变，重症合并有牙体硬组织的凹陷缺损。

以上三种牙体硬组织疾病与龋病的主要鉴别诊断要点如下：

1. 光泽度与光滑度　发育性釉质病虽有颜色改变，但一般仍有釉质光泽，且表面光滑坚硬。龋病系牙萌出后的脱矿病变，牙齿颜色出现白垩色、黄褐色，同时也失去釉质的光泽，探查有粗糙感。

2. 病损的易发部位　发育性疾病遵循牙发育矿化规律，从牙尖开始向颈部推进，随障碍出现时间不同，病变表现在不同的平面区带。龋病则在牙面上有其典型的好发部位，如点隙裂沟内、邻面区、唇（颊）舌（腭）面牙颈部，一般不发生在牙尖、牙嵴、光滑面的自洁区。

3. 病变牙对称性的差别　发育性疾病绝大多数是全身性因素的影响，在同一时期发育的牙胚，均受连累，表现出左右同名牙病变程度和部位的严格对称性。龋病有对称性发生趋势，只是基于左右同名牙解剖形态相同，好发部位近似，就个体而言，其病变程度和部位，并不同时出现严格的对称性。

4. 病变进展性的差别　发育性疾病是既成的发育障碍结果，牙齿萌出于口腔后，病变呈现静止状，不再继续进展，也不会消失。龋病则可持续发展，色泽由浅变深，质地由硬变软，牙体硬组织由完整到缺失，病损由小变大，由浅变深。若菌斑被除净，早期白斑状龋损也有可能因再矿化作用而消除。

中龋一般较易作出诊断，患者有对甜、酸类及过冷过热刺激出现酸痛感，刺激去除后痛感立即消失的症状；检查时患牙有中等深度的龋洞，探针检查洞壁有探痛，冷诊有敏感反应；必要时可照 X 射线片予以确诊。中龋的症状源于龋洞内牙本质的暴露，与非龋性的牙本质暴露所表现的过敏症状是类似的。

牙本质过敏症是指由非龋性原因，引起牙本质暴露于口腔环境所表现的症状和体征。多见于咬合面和牙颈部，由于咀嚼或刷牙的磨耗，失去釉质，暴露出光滑平整的牙本质。病变区的颜色、光泽和硬度，均相似于正常牙本质。用探针检查牙本质暴露区，患者有明显的酸痛感，这与中龋的缺损成洞，颜色变深，质地软化病变，易于区别。

第二章　牙周疾病

第一节　牙周病的分类和病因

一、牙周疾病的分类

牙周疾病的分类,按病理学分类为炎症、退行性变、萎缩、创伤、增生等;按临床表现分类为急性、慢性、单纯性、复合性、复杂性等;按病因分类为细菌感染性、功能性、创伤性、药物性、特发性等等。

(一)牙周病的分类

1.牙龈炎　急性龈炎(急性坏死溃疡性龈炎、龈乳头炎、急性多发性龈脓肿),慢性龈炎(单纯性龈炎、肥大性龈炎、青春期龈炎、妊娠期龈炎)。

2.牙龈增生(药物性牙龈增生、遗传性牙龈纤维瘤病)。

3.牙周炎　成人牙周炎(单纯性牙周炎、复合性牙周炎);青少年牙周炎(弥漫性牙周炎、局限性牙周炎);快速进展性牙周炎、青春前期牙周炎;伴有全身疾病的牙周炎(Down 综合征、糖尿病型牙周炎)。

(二)1989 年世界临床牙周病学专题讨论会将牙周病分类

1.成人牙周炎。

2.早发性牙周炎,又分为青春前期弥漫型或局限型牙周炎、青少年弥漫型或局限型牙周炎、快速进展性牙周炎。

3.伴有全身疾病的牙周炎,这些全身疾病包括:Down 综合征、Ⅰ型糖尿病、艾滋病等。

4.坏死性溃疡性牙周炎。

5.顽固性牙周炎。

二、牙周疾病的病因

人们普遍认为口腔是比较洁净的,其实不然。与身体其他部位相比,口腔内的细菌无论其数量、种类均居全身之首。据研究,每毫升唾液中含细菌达 1.5 亿个。

牙周疾病是细菌所致,这已为许多科学研究所证实。但口腔内绝大多数细菌是固有的,不像结核病的致病菌(结核杆菌)是由外界感染而来的。

口腔内固有的细菌,在一定的条件下,当食物残渣堆积、牙列拥挤、刷牙方法不正确等,形成牙菌斑、牙石,当细菌的种类发生变化、致病菌的量增多或身体抵抗力下降时导致牙周病的发生。牙周疾病也不像结核病那样能找出一个确定的致病菌,它是由多种细菌协同作用引起的。

细菌是牙周炎的主要元凶,正常人的口腔中有不少的细菌,这些细菌与唾液、食物残渣混在一起,附在牙齿表面,成为菌斑,严重者堆积成石头一样的物质,叫做牙结石。现在已知道龋齿和牙周病都是由菌斑中的细菌引起的,只不过各自的病原菌不一样罢了。引起牙周炎的细菌主要是丝状菌、拟杆菌等,这些细菌产生内毒素,破坏牙周组织。

研究表明,激素水平的变化是月经形成的"幕后主宰",但在你每月都为"失血"而烦恼的时候,身体其他部位同时也受到激素的折磨,牙龈就是其中之一。由于牙龈等部位的口腔黏膜也会受雌性激素的影响,对激素特别敏感。一般说来,有妇科病的女性通常都伴有激素水平的失调,雌性激素的变化,就会造成牙周炎。有调查证明,有妇科病的女性,其口腔中细菌比正常女性高 3 ％～5 ％,这些女性更容易出现口腔炎症、口臭、牙龈出血、牙周溢脓等牙周病症状。

有必要说的是,口腔健康与身体健康是息息相关的。越来越多的实验证明,牙周病是构成全身性疾病的危险因素,牙周疾病细菌可以流入血液,流至各主要器官,造成新的感染,尤其是准备怀孕的准妈妈们,牙周疾病有可能影响到胎儿的生长和发育。

第二节　牙周病的主要症状和临床病理

一、牙龈炎症和出血的临床病理

牙周检查时牙龈出血提示存在炎症。从健康牙龈到牙周炎的发展过程分为四个阶段。

(一)初期病损

结合上皮下方的牙龈血管丛的小动脉、毛细血管和小静脉扩张。龈沟液流量增加,其来自血浆的抗体、补体。白细胞沿趋化梯度向龈沟移出。菌斑堆积的第 2～4 d,炎症浸润区约占结缔组织的 5 ％。健康的牙龈,可视为正常的生理状况。

(二)早期病损

菌斑堆积后 4～7 d,血管扩张,数目增加,淋巴细胞和中性粒细胞是此期的主要浸润细胞。炎症细胞浸润约占结缔组织体积的 15 ％,成纤维细胞退行性变。胶原继续破坏达 70 ％,波及龈牙纤维和环状纤维。结合上皮和沟内上皮的基底细胞增生,出现上皮钉突。牙龈发红,探诊出血,持续时间还不明确,因人而异,反映个体易感性的差异。

(三)确立期病损

明显的炎症和水肿,色暗红,不再与牙面紧贴。菌斑积聚 3～4 周到 6 个月,大量的浆细胞主要位于近冠方的结缔组织,围绕着血管。组织深处也发生胶原丧失和白细胞浸润。沟内上皮和结合上皮向结缔组织深处延伸,附着的位置不变。

(四)晚期病损

牙周破坏期,炎细胞浸润向深部和根方的结缔组织延伸。结合上皮从釉牙骨质界向根方增殖和迁移,形成牙周袋,牙槽嵴顶开始有吸收,胶原纤维破坏加重,广泛的炎症和免疫病理损害。浆细胞是此期病损的主要浸润细胞。探及牙周袋和附着丧失,X 射线片可见牙槽骨的吸收。

二、牙周袋形成原因及过程

牙周袋是病理性加深的龈沟,袋内壁为溃疡的上皮衬里,根方为结合上皮,剩余的壁由病变根面组成。由于牙龈的肿胀或增生使龈缘位置向牙冠方向移动,使龈沟加深,形成假性牙周袋;结合上皮向根方增殖,其冠方部分与牙根表面分离使龈沟加深,则形成真性牙周袋。临床上的牙周袋常包含上述两种情况,即由于龈缘向冠方延伸和沟底向根方延伸而成。牙周袋是由于长期存在的慢性龈炎向深部扩展而形成的,大量中性粒细胞浸润,会严重影响上皮细胞的营养和附着,使龈沟底移向根方而形成牙周袋。随着牙周袋加深,更有利于菌斑的堆积和滞留,使炎症更加严重,而炎症反应使牙周袋更深,于是形成牙周袋进行性破坏的恶性循环。

在临床上可发现牙周袋部位的牙龈有不同程度的炎症,牙龈发红或呈暗紫色,牙龈肿胀,松软,点彩消失,龈缘圆钝并与牙面分离,用探针探查或进食时,牙龈易出血,轻压牙龈,有时有脓液溢出,患者可自觉有口臭。探查可发现袋底位于釉牙骨质界以下。牙周袋进行性加深可导致牙周支持组织不断破坏,致使牙齿逐渐松动,移位,使牙间隙逐渐增宽,甚至使牙齿脱落。但患者一般无疼痛,偶可有局部发胀、咀嚼隐痛等症状。

牙周炎主要临床表现是牙龈炎症、出血、牙周袋形成、牙槽骨吸收、牙槽骨高度降低、牙齿松动、移位、咀嚼无力,严重者牙齿可自行脱落或者导致牙齿的拔除。

1.可有疼痛、溢脓、口臭等并发症状。

2.局部的并发症　牙周脓肿、牙齿松动等,全身影响一般较小,有学者认为可能与某些风湿性疾病有一定关联。

3.慢性炎症反复发作、渐进性发展,临床上主要以牙槽骨吸收、牙齿松动为症状,渐而引起咬合创伤使牙齿移位,最后造成牙齿的缺失,剩余牙支持力差,造成修复治疗困难。

三、牙周萎缩的发展进程及防治方法

当组织、器官或细胞成分在达到正常成熟之后,又减退、缩小,并失去其应有的功能称为萎缩。牙周萎缩指的是全口广泛的牙齿牙龈缘与牙槽骨同时退缩,使牙根暴露,但无明显炎症和创伤者。其最常见的原因是牙周组织受到逐渐积累起来的各种损伤、刺激后造成的。牙周组织炎症消退后的萎缩,形成萎缩性牙周炎;随年龄的增长,牙龈可出现生理性退缩,即产生老年性萎缩;还有一种病因不明的早老性萎缩,即没有达到高龄而出现全口牙周组织均匀地退缩;由于牙周组织长期遭受机械刺激,可造成机械性的牙周萎缩,常见的机械刺激,如:刷牙不当、牙膏颗粒太粗、修复体设计不良压迫龈缘、牙周手术后等。当牙齿没有对𬌗功能,如:错位牙、对𬌗牙缺失未及时修复、偏侧咀嚼等,牙周组织缺少必要的生理刺激,可使牙周膜变窄、牙槽骨疏松,而出现失用性牙周萎缩。近年来有研究报道,牙周萎缩除了增龄因素以外,大多数病例是由于牙周组织长期受到各种损伤刺激的作用累积而造成的,如长期使用硬毛牙刷、不正确的刷牙方法和剔牙习惯等。

若牙周萎缩无明显症状,可不必处理。如果牙周退缩持续发展,则应认真仔细查找原因,作针对性治疗。一旦已经发生了广泛性牙龈退缩,就很难使牙龈和牙槽骨再生,并恢复到原有的高度。治疗仅是防止其加重,如:消除炎症、调𬌗、解除食物嵌塞、纠正偏侧咀嚼、改正刷牙方法及工具等。

(一)养成良好的口腔卫生习惯

应选用符合全国牙防组织推荐的牙膏及牙刷。每天刷牙2～3次,晚睡前的一次必不可少,以保持口腔清洁。

(二)防治炎性口腔病

牙周炎、牙结石、口腔溃疡、牙周脓肿、食物嵌塞及不合适的义齿等,都是刺激引致牙周萎缩的原因,应定期到医院检查治疗,并进行有关口腔自我保健知识的咨询。对于已经萎缩的

牙周,可以手术治疗。

（三）治疗引发牙周萎缩的老年性全身性疾病

如内分泌紊乱可导致牙周萎缩,贫血和缺乏维生素 C 易牙周出血,糖尿病患者容易发生口腔炎症,白血病等严重疾病可引起牙周萎缩。应积极治疗原发疾病。

（四）严防环境污染

砷、铅等中毒可导致牙周炎、牙周水肿及牙周萎缩,故应重视自己的工作和生活环境质量,避免接触有毒物质。牙周萎缩是不可逆的,重点应放在预防上。

1.定期口腔保健　每 6～12 个月清洁一次牙,是预防牙周炎症的有效措施。已有牙周病症状的患者,及时进行牙周治疗。

2.掌握正确的刷牙方法　推荐使用刷毛较软,顶端圆钝的牙刷。牙膏以含氟牙膏为佳,其中含的摩擦剂应粗细合适。同时要学会正确的刷牙姿势,大多数人可采用竖刷法或短横颤动法。

3.如有患者自觉有个别牙发生异常移动,应及时到医院检查,以便对症处理。

四、牙槽骨吸收的病理过程

牙槽骨也称为牙槽突,是上下颌骨包围和支持牙根的部分。牙槽骨吸收是牙周炎的一个重要病理变化,由于牙槽骨的吸收,使牙齿的支持组织丧失,牙齿逐渐松动,最终脱落或拔除。牙槽骨是牙周组织中,也是全身骨骼系统中代谢和改建最活跃的部分。在生理情况下牙槽骨的吸收与新生是平衡的,牙槽骨高度保持不变。当骨吸收增加或骨新生减少或二者并存时,即发生骨丧失,使牙槽骨高度降低。

患牙周炎时牙槽骨的吸收主要由局部因素引起,全身因素的作用尚不明确。局部因素包括慢性炎症和咬合创伤,炎症和创伤可单独作用或合并作用,从而决定骨吸收的程度和类型。

近年来的研究表明,与骨吸收有关的细胞受一系列因素的局部调节,如:IL-1、IL-2、TNF-α 和淋巴毒素;前列腺素 E2(PGE2)是牙周骨吸收最有力的刺激因素;IL-1 和 TNF-α 在牙周炎中能启动组织破坏和骨吸收;IL-1 是骨脱矿的最有效诱导因素;IL-6 刺激破骨细胞分化和骨吸收,并抑制骨形成。

在牙周炎时,同一牙的不同部位和牙面,可以存在不同形式和不同程度的牙槽骨吸收,可表现为以下几种形式:

（一）水平型吸收

水平型吸收是最常见的吸收方式。牙槽间隔、唇舌侧或舌侧的嵴顶边缘呈水平吸收,而使牙槽嵴高度降低,通常形成骨上袋。

（二）垂直型吸收

垂直型吸收也称角形吸收,指牙槽骨发生垂直方向或斜行的吸收,与牙根面之间形成一定角度的骨缺损,牙槽骨高度降低不多,而牙根周围骨吸收较多。大多形成骨下袋,最常见于邻面。根据骨质破坏后剩余的骨壁数目,骨下袋可分为一壁骨袋、二壁骨袋、三壁骨袋、四壁骨袋和混合骨袋。

（三）凹坑状吸收

凹坑状吸收指牙槽间隔的骨嵴顶吸收,其中央与龈谷相应的部分破坏迅速,而颊舌侧骨质仍保留,形成弹坑状或火山口状缺损。

（四）其他形式的骨变化

由于各部位牙槽骨吸收不均匀，使原来整齐而呈薄刃状的骨缘参差不齐。

五、侵袭性牙周炎的典型临床表现及病理特点

侵袭性牙周炎的组织学变化与慢性牙周炎无明显区别，均以慢性炎症为主。免疫组织化学研究发现本病牙龈结缔组织内仍以浆细胞浸润为主，但其中产生 IgA 的细胞少于慢性牙周炎者，游走到袋上皮内的中性粒细胞数目也较少，这两种现象可能是细菌易于入侵的原因之一。电镜观察到在袋壁上皮、牙龈结缔组织甚至牙槽骨的表面可有细菌入侵，主要为革兰氏阴性菌及螺旋体。侵袭性牙周炎是一种与慢性牙周炎不同的牙周炎，不限于单一的发病因素，伴放线菌嗜血菌是其较为特异的病原菌。

根据患牙的分布可将侵袭性牙周炎分为局限型和广泛型。临床表现如下：

（一）快速进展的牙周组织破坏

快速的牙周附着丧失和骨吸收是侵袭性牙周炎的主要特点。

（二）年龄与性别

本病患者一般年龄较小，发病可开始于青春期前后，因早期无明显征兆，患者就诊时常已20岁左右。有学者报告，广泛型的平均年龄大于局限型患者，一般在 30 岁以下，但也可发生于 35 岁以上的成年人。女性多于男性，但也有学者报告，年幼者以女性为主，稍长后性别无差异。

（三）口腔卫生情况

本病一个突出的表现是局限型患者的菌斑、牙石量很少，牙龈表面的炎症轻微，但却已有深牙周袋，牙周组织破坏程度与局部刺激物的量不成比例。牙龈表面虽然无明细炎症，实际上在深袋部位是有龈下菌斑的，而且袋壁也有炎症和探诊后出血。广泛型的菌斑牙石量因人而异，多数患者有大量的菌斑和牙石，也可很少；牙龈有明显的炎症，呈鲜红色，并可伴有龈缘区肉芽性增殖，易出血，可有溢脓，晚期还可以发生牙周脓肿。

（四）好发牙位

局限型侵袭性牙周炎的特征是"局限于第一恒磨牙或切牙的邻面有附着丧失，至少波及两个恒牙，其中一个为第一磨牙。其他患牙不超过两个"。

广泛型的特征为"广泛的邻面附着丧失，侵犯第一磨牙和切牙以外的牙数在 3 颗以上"，也就是说，侵犯全口大多数牙。

（五）家族聚集性

家族中常有多人患本病，患者的同胞有 50 ％患病机会。临床上并非每位侵袭性牙周炎患者均有家族史。

（六）全身情况

侵袭性牙周炎患者一般全身健康，无明显的系统性疾病，但部分患者有中性粒细胞及（和）单核细胞的功能缺陷。多数患者对对常规治疗如刮治和全身药物治疗有明显的疗效，但也有少数患者经可治疗都效果不佳，病情迅速加重直至牙齿丧失。

六、侵袭性牙周炎的治疗方法

(一)早期治疗,防止复发

本病常导致患者早年失牙,因此特别强调早期、彻底的治疗,主要是彻底消除感染。治疗原则基本同慢性牙周炎,洁治、刮治和根面平整等基础治疗是必不可少的,多数患者对此有较好的疗效,治疗后病变转入静止期。但因为细菌可入侵牙周组织,单靠机械刮治不易彻底消除入侵的细菌,有的患者还需用翻瓣手术清除组织内的细菌。本病治疗后较易复发,因此应加强定期的复查和必要地后续治疗。根据每位患者菌斑和炎症的控制情况,确定复查的间隔期。开始时为每1~2个月1次,半年后若病情稳定,可逐渐延长。

(二)抗菌药物的应用

本病单纯用刮治术不能消除入侵牙龈中的细菌,残存的细菌容易重新在牙根面定植,使病变复发。因此,主张全身服用抗生素作为洁治和刮治的辅助疗法。近年来主张在龈下刮治后口服甲硝唑和阿莫西林,二者合用效果优于单一用药。

(三)调整机体防御功能

吸烟是牙周炎的危险因素,患者应戒烟。

(四)综合治疗

在病情不太重而有牙移位的患者,可在炎症控制后,用正畸的方法将移位的牙复位排齐,但正畸过程中务必加强菌斑控制和牙周病情的监控,加力也宜轻缓。

如前所述,侵袭性牙周炎的治疗需要强化的、综合的治疗,更要强调积极治疗阶段后的定时维护治疗。

七、牙周炎的临床表现

牙周炎是牙齿周围支持组织的感染性疾病,其主要病因是牙菌斑,菌斑钙化后便形成牙结石。细菌的破坏和结石的机械刺激共同促进牙周组织的破坏。牙周病临床表现的全面评价,对于发现疾病、同时确定疾病类型和严重程度至关重要。评价内容包括两点:炎症表现和组织破坏。

牙周炎的发展是慢性进程,早期不疼不痒、没有症状,容易被忽视。若不经治疗,牙周炎不能自发地减轻和终止。

牙周炎患者的牙龈常呈鲜红或紫红色,质地松软,易出血,甚至出现化脓、口臭、牙龈萎缩,进而牙根暴露、牙齿松动脱落,不但有碍美观,而且使咀嚼力下降,造成心理和生理的双重压力。牙周的局部感染可能作为感染的病灶,引起诸如类风湿性关节炎、心脑血管疾病等全身性疾病。另外,早产低体重儿也与孕妇患牙周炎有关。

牙周炎是一种常见病、多发病,不分年龄、性别、地区、种族。但由于口腔卫生的忽视,其在中老年人及吸烟、糖尿病患者群中高发。有人认为,牙周炎就是中老年人的疾病,其实不然,儿童和年轻人也一样会患牙周炎。而且青少年牙周炎最大的特点就是发展迅速,在很短的时间内即可出现牙根暴露、牙齿松动。因此,一旦发现要尽快到医院进行治疗。此外,牙周炎的家族性也不可忽视,这是因为一些与牙周炎相关的易感因素如牙列拥挤、糖尿病等是可以遗传的。同时,家庭的卫生和饮食习惯也具有一定的影响。

牙周炎的治疗是一个系统的过程,包括多个方面,但由于破坏了的牙周及骨组织很难再生长。因此,牙周炎只能控制而无法治愈,是一种终身性的疾病。治疗过程中除了通过洁牙和深刮清除结石和菌斑外,必要时还需要进行牙周手术翻开牙龈彻底清除病变组织。手术在门诊进行,无需住院,也无明显痛苦及术后反应。除此之外,要配合必要的药物治疗,调整咬合关系,松动固定,甚至进行修复或正畸联合治疗。在此需要强调的是单凭吃药是无法治好牙周炎的,如果只一味的依赖药物,就等于丧失了接受有效治疗的机会。

由于牙周炎的不可治愈性,预防就显得很重要,其中控制牙菌斑,养成良好的口腔卫生习惯是关键,这就需要掌握正确的刷牙方法,提倡应用牙线、冲牙器及牙缝刷等辅助工具去除牙间隙的菌斑。此外,定期到医院检查,每半年到一年进行一次口腔洁治,可以最大限度地消除牙周炎的威胁。

第三节 牙周炎的伴发病变

一、根分叉病变的分度

根分叉形态通常出现在上颌磨牙、下颌磨牙和上颌双尖牙,也可出现在多根牙的前牙、尖牙和下颌前磨牙中,有时融合牙之间的融合部分也可能形成一个类似根分叉的结构。根分叉病变是指牙周炎发展到较重的程度后,病变累及多根牙的根分叉区,它可发生于任何类型的牙周炎。下颌第一磨牙患病率最高,上颌双尖牙患病率最低。发生率随年龄增大而上升。

Glickman 将其分为四度,此种分类方法有利于指导治疗和判断预后。

Ⅰ度:属于病变早期。分叉区内的骨质吸收很轻微,虽然从牙周袋内已能探到根分叉的外形,但尚不能水平探入分叉内,牙周袋属于骨上袋。由于骨质吸收轻微,通常在 X 射线片上看不到改变,主要靠临床探诊发现。

Ⅱ度:在多根牙的一个或一个以上的根分叉区内已有骨吸收,但因为分叉区内尚有未吸收的牙槽骨,使病变尚未与对侧相通。用牙周探针可从水平方向部分地进入分叉区内。X 射线片一般仅显示分叉区的牙周膜增宽,或骨质密度有小范围的降低。

Ⅲ度:根分叉区内的牙槽骨全部吸收,形成"贯通性"病变,探针能水平探入分叉区与另一侧相通,但它仍被牙周袋软组织所覆盖而未直接暴露于口腔。下颌磨牙的Ⅲ度病变在 X 射线片上可见完全的透影区,但有时会因牙根互相靠近或与外斜线的重叠而使病变不明显,上颌的病变则易与腭根影像重叠而不明显。Ⅲ度病变处也可存在垂直型的骨吸收。

Ⅳ度:牙槽间隔完全破坏,且牙龈退缩而使病变的根分叉区完全暴露于口腔中。X 射线片所见与Ⅲ度病变相似。

另一种分类法是 Hamp 等提出的,他根据水平探诊根间骨破坏的程度来分类。

Ⅰ度:用探针能水平探入根分叉区,探入深度未超过牙齿宽度的1/3。

Ⅱ度:根分叉区骨质的水平性破坏已超过牙宽度的1/3,但尚未与对侧贯通。

Ⅲ度:根分叉区骨质已有"贯通性"的破坏。探针已能畅通。

上颌磨牙的颊侧以及下颌磨牙的颊、舌侧根分叉一般较易探查,但上颌磨牙邻面的根分叉病变较难探测,可用弯探针从上颌磨牙的腭侧进入,分别探测近中腭分叉及远中腭分叉。但临床探诊难以准确区分Ⅱ度和Ⅲ度病变,需在翻瓣术中确诊,X 射线片只能起辅助作用。总的来说,X 射线片所见的根分叉病变总是比临床实际要轻些,这是因为投照角度、组织影像重叠所致。

二、牙周脓肿的发病原因及鉴别诊断

牙周脓肿是牙周组织的局限性化脓感染，多发生于原有慢性牙周炎的深牙周袋基础上，可能因龈下菌斑菌种组成的改变或宿主抵抗力降低而诱发牙周脓肿，可以发生于任何一型牙周炎患者。一般为急性过程，也可有慢性牙周脓肿。

（一）发病原因

1.深牙周袋内壁的化脓性炎症向深部结缔组织扩展，而脓液无法向袋内排出时，可形成袋壁软组织内的脓肿。

2.迂回曲折的、涉及多个牙面的深牙周袋，脓性渗出物不能顺利引流，特别是累及根分叉区时。

3.洁治或刮治时，动作粗暴，将牙石碎片和细菌推入牙周袋深部组织，或损伤牙龈组织。

4.深牙周袋的刮治术不彻底，导致牙周袋的袋口虽然紧缩，但牙周袋底处的炎症仍然存在，没有得到引流。

5.牙髓治疗时根管或髓室底侧穿、牙根纵裂等，有时也可引起牙周脓肿。

6.机体抵抗力下降或有严重的全身疾病，如糖尿病等，容易发生牙周脓肿。对多发性或反复发作牙周脓肿的患者应注意排除糖尿病的可能性。

7.一些毒力较强的牙周致病微生物在牙周袋内定植和增殖，使感染加重和扩散。

牙周脓肿的诊断应联系病史和临床表现，并参考 X 射线片。主要应与牙龈脓肿及牙槽脓肿相鉴别。

（二）鉴别诊断

1.牙周脓肿与牙龈脓肿的鉴别　牙龈脓肿仅局限于龈乳头及龈缘，呈局限性肿胀。无牙周炎的病史，无牙周袋和附着丧失，X 射线片无牙槽骨吸收。一般有异物刺入牙龈等明显的刺激因素，在除去异物和菌斑牙石，排脓引流后不需其他处理。牙周脓肿则是牙周支持组织内的局限性化脓性炎症，有较深的牙周袋和附着丧失，X 射线片显示有牙槽骨吸收。在慢性牙周脓肿，还可见到根侧或根尖周围弥散的骨质破坏。

2.牙周脓肿与牙槽脓肿的鉴别　二者的感染来源和炎症扩散途径不同，因此在临床上表现出区别（表 2-1）。

表 2-1　牙周脓肿与牙槽脓肿的鉴别

症状与体征	牙周脓肿	牙槽脓肿
感染来源	牙周袋	牙髓病或根尖周病变
牙周袋	有	一般无
牙体情况	一般无龋	有龋齿或非龋疾病
牙髓活力	有	无
脓肿部位	局限于牙周袋壁，较近龈缘	范围较弥散，中心位于龈颊沟附近
疼痛程度	相对较轻	较重
牙松动度	松动明显，消肿后仍松动	松动较轻，但也可十分松动。治愈后牙齿可恢复稳固
叩痛	相对较轻	很重
X 射线片	牙槽骨嵴有破坏，可有骨下袋	根尖周围可有骨质破坏，也可无
病程	相对较短，一般 3～4 d 可自溃	相对较长。脓液从根尖周围向黏膜排出约需 5～6 d

三、牙周-牙髓联合病变的临床类型及表现

牙周-牙髓联合病变即患牙同时存在牙髓炎症和牙周破坏。牙髓组织和牙周组织在解剖学方面是相互沟通的,因此两者的感染和病变可以互相影响和扩散,导致联合病变的发生。

(一)牙髓病变对牙周的影响

1.本型的特点:

(1)牙髓无活力,或活力异常。

(2)牙周破坏较为局限。

(3)与根尖病变相连的牙周骨质破坏,呈烧瓶形,邻牙的牙周基本正常或病变轻微。

(4)余牙牙周破坏较轻。

2.最常见的类型是根尖周感染的急性发作形成的牙槽脓肿,脓液可沿阻力较小的途径向牙周组织排出。

此类型的牙周破坏的实质是牙髓炎症的排脓通道。脓液向牙周引流的途径有二:一是沿牙周膜间隙向龈沟排脓,迅速形成单一的、窄而深达根尖的牙周袋;二是脓液由根尖周组织穿透附近的牙槽骨达到骨膜下,掀起软组织向龈沟排出,形成宽而深的牙周袋,但不能探到根尖,多见于唇颊侧骨板较薄处。其特点是:深牙周袋排脓是在短期内形成的,患牙无明显的牙槽嵴吸收,余牙一般也没有严重的牙周炎,患牙多为死髓牙,由牙髓、根尖周病引起的急性炎症。此型在临床上易被误诊为牙周脓肿。

3.牙髓治疗过程中或治疗后造成的牙周病变。

如根管治疗过程中根管壁侧穿或髓室底穿通、髓腔或根管内封入烈性药等,均可通过根分叉区或根管侧支伤及牙周组织。

根管治疗后,有些牙可能发生牙根纵裂,牙根纵裂也有不少发生在活髓牙。临床表现为患牙有钝痛、咬物痛、局限的深牙周袋,活髓牙的根纵裂还可见到典型的根管影像增宽,还可以反复发生牙周脓肿,出现窦道。

(二)牙周病变对牙髓的影响

1.逆行性牙髓炎　由于深牙周袋内的细菌、毒素通过根尖孔或根尖1/3处的根管侧支进入牙髓,先引起根尖孔附近的牙髓充血和发炎,日久后,局限的慢性牙髓炎可急性发作,变现为典型的急性牙髓炎。检查时可见患牙有深达根尖区的牙周袋或严重地牙龈退缩,牙齿一般松动度达Ⅱ度以上。牙髓有明显的激发痛等。

2.长期存在的牙周病变,袋内的毒素可对牙髓造成慢性、小量的刺激,轻者引起修复性牙本质形成,重者或持久后可引起牙髓的慢性炎症、变性、钙化甚至坏死。这些牙可能一时尚未表现出牙髓症状,但实际上已经发生病变。

3.牙周治疗对牙髓也有一定的影响。刮治和根面平整时,将牙根表面的牙骨质刮去,常使牙本质暴露,造成根面敏感和牙髓的反应性改变。牙周袋内或根面的用药均可通过根管侧支或牙本质小管刺激牙髓,在这些情况下,牙髓的反应时间长并且较局限,表现为慢性反应,临床常无明显症状。某些高浓度的过氧化氢的牙齿漂白剂也可刺激牙髓引起症状和颈部牙根吸收。

（三）牙周病变与牙髓病变并存

该症状指牙周炎和牙髓根尖周病同时发生在同一颗牙齿,各自为独立病变。当病变发展到严重阶段时,二者可相互融合和影响。

第四节　牙周炎的基础治疗

一、牙周基础治疗的内容及临床要点

牙周基础治疗是每个牙周病患者都必须接受的最基本的治疗。牙周基础治疗可以成功治疗大多数牙周疾病,是牙周及其他口腔治疗必不可少的准备阶段。这一阶段的治疗又称为消除病因治疗,其主要内容包括:指导患者自我控制菌斑的方法,口腔清洁工具,如:牙刷、牙线及牙间隙刷的正确使用等;拔除无保留价值的患牙;实施洁治、刮治以消除菌斑、牙石。消除菌斑滞留的因素,如:充填龋洞、改正不良修复体等;在炎症控制后进行必要的咬合调整,必要时可做暂时性松动牙固定;必要时可辅以药物治疗。

（一）适应证

1.牙龈炎、牙周炎。牙周基础治疗是每个牙周病患者都必须接受的最基本的治疗。

2.口腔内其他治疗前的准备。对牙石较多者在修复取印模前先做洁治,以消除牙龈炎症,利于修复体的制作精确。口内一些大手术前需要先做洁治,以消除感染隐患和一过性菌血症。正畸治疗前和治疗过程中也需要做洁治,消除原有的牙龈炎,或预防牙龈炎的发生。

（二）禁忌证

1.凝血机制障碍者。

2.急性白血病。

3.其他严重的全身性系统病未控制者。

（三）效果与组织愈合

慢性龈炎患者,经过牙周基础治疗后,炎症消退,牙龈组织可完全恢复健康,定期复查,预防疾病复发或加重。轻度牙周炎患者,经过牙周基础治疗后,牙周袋可变浅或消失,牙周组织也可恢复健康,如无失牙,也无需修复治疗,直接进入长期的牙周维护阶段。对于中重度牙周炎,经过牙周基础治疗后,炎症虽可基本消退,牙周袋变浅,但一般还需进一步的牙周手术治疗、牙体牙髓、修复、正畸等多学科的联合治疗。

（四）注意事项

1.需建立良好的口腔卫生习惯　牙菌斑是牙周病的启动因子,因此,牙周基础治疗首先应该清除菌斑和预防菌斑的再形成。在基础治疗阶段,应该明确医生和患者在牙周病治疗过程中各自的责任。患者应该负责龈上菌斑的日常清除和控制工作,医生应该尽量消除或减少引起菌斑滞留、生长、再形成、影响患者实施口腔卫生措施和促进牙周疾病进展的因素。并应详细耐心地向患者说明控制菌斑的意义和重要性,菌斑控制重点在于清除牙颈缘和邻面的菌斑。在医生的指导下,使患者掌握消除菌斑和防止菌斑再堆积的方法,以达到消除病因、防止疾病复发、维持长期疗效的目的。

2.需坚持定期复诊复查　牙周炎患者经过积极恰当的治疗后,炎症消退,病情得到控制,但疗效的长期维持却有赖于患者坚持有效的菌斑控制,以及定期的复查、监测和必要的重复治疗,即牙周维护治疗。慢性龈炎患者一般每6～12个月复查,牙周炎患者一般每3～6个月复查。

对于病情稳定、自我维护意识强的患者,可逐渐延长间隔。以后间隔期可根据病情和患者自我口腔保健情况做出相应的调整。坚持周期性的治疗通常可以使牙周炎保持静止状态,若不坚持牙周维护治疗则会导致牙周疾病复发和进一步的牙周组织破坏。总之,只有依靠医生和患者共同合作和努力,牙周治疗才能获得长久的疗效。

二、龈上洁治术

牙周洁治术是治疗牙周病的重要疗法。它可以去除菌斑、牙石等牙周病的主要致病因素。牙石是菌斑钙化后形成的,初期沉淀物较松,渐渐增厚变硬。牙石一旦形成必须及时洁治。牙周洁治分龈上洁治术和龈下洁治术。

龈上洁治是指采用器械去除龈上菌斑牙石和色渍,并磨光牙面的过程。洁治器械分超声洁牙机和手用洁治器。超声洁牙机洁治牙齿,高效、省时、省力,去除大块牙石的效果好。

操作时首先开启主机电源,调节功率旋钮,踩下脚踏开关,将工作头以15°角轻轻接触牙石。对厚而硬的牙石用大功率达到快速碎石的目的,但对细小的残余牙石,大功率会造成牙质的损伤,故超声振动只能振击在牙石和菌斑上,中小功率还适用于牙面残留的细小牙石或烟斑,以短的垂直来回或水平来回手法洁净牙石和平整根面。注意不宜将工作头停留于一点上震动,以免造成牙质表面的粗纹、凹陷及凿孔。超声洁治不宜用于安装了心脏起搏器的患者,一般用手用洁治器来最后完成洁治。

在使用时,要有稳定的支点,使用握笔法,或改良握笔法,或掌拇法控制好器械。器械的干要与牙的长轴方向一致,工作端的刃部置于牙石下缘,使持握器械的手指体会到牙石部位,然后使刃口紧贴牙面并使刃口与牙面成80°角,利用推拉动作或垂直,或水平,或斜向做拉刮动作。使用锄形器时,主要依靠手指的拉力;使用镰形器时,是靠手的腕旋转力以去除邻面的牙石。

三、龈下刮治术的操作要点

龈下刮治术是用比较精细的龈下刮治器刮除位于牙周袋内根面上的牙石和菌斑。牙周炎的主要致病因素即为附着在牙根表面形成的牙石和菌斑,而我们一般通过龈下刮治术,也就是通俗所说的"深层洁牙"来去除深在的牙石菌斑,而根面平整术即为龈下洁治术的继续和完善。由于牙石菌斑分布广泛,同时肉眼不可见,医生临床操作不可能完全清除干净,常有一定数量的牙石遗漏,所以在龈下洁治术后,医生利用精细的龈下刮治器,利用手感感知并刮除根面病变的组织及散在的牙石菌斑,使根面光滑,有利于牙龈重新附着于根面,使牙周袋消失。目前,也可以用牙周袋内窥镜来辅助操作。

(一)适应证

牙龈炎、牙周炎。

洁治术是各类牙周疾病最基本的治疗方法,而龈下刮治术与根面平整为其中的一个步骤。

（二）预防性治疗

牙周维护期间定期洁治,去除菌斑、牙石,以长期维持牙周健康,预防牙周疾病发生和复发。

（三）口腔内其他治疗前的准备

对牙石较多者在修复取印模前先做洁治,以消除牙龈炎症,利于修复体的制作精确。口内一些大手术前需要先做洁治,以消除感染隐患和一过性菌血症。正畸治疗前和治疗过程中也需要做洁治,消除原有的牙龈炎,或预防牙龈炎的发生。

（四）禁忌证

1.凝血机制障碍者。

2.急性白血病。

3.其他严重的全身性系统病未控制者。

（五）操作注意事项

1.龈下刮治是在牙周袋内操作,肉眼不能直视,故术前应先探明牙周袋的形态和深度,龈下牙石的量和部位,查明情况后方能刮治。

2.以改良握笔式手持器械,稳妥的支点,刮的动作幅度要小,避免滑脱或损伤软组织。每刮一下要与前一下有所重叠,以避免遗漏牙石。

3.根面平整多为手用器械,如通用型及 Gracey 刮治器。目前也有很多镰形刮治器,用于窄而深的牙周袋,临床操作时创伤下愈合时间快,患者感觉舒适。手工刮治临床操作要求高,操作粗暴容易导致牙龈损伤,而力量过大可能去除过多的牙骨质,划伤根面,不利于牙周附着。操作不仔细容易导致牙石遗漏。同时器械精度高,钝的器械很难达到根面平整的效果。一颗牙可能需要 3~4 个刮治器,不同的牙面所采取的刮治器也各不相同。刮治时医生常需要更换器械,调整体位,同时有序的操作才能得到比较好的治疗效果。

超声刮治也能达到根面平整的效果。例如,Vector 系统是自 2000 年以来最新的洁牙器械。此外,还有 EMS 牙周综合治疗仪等新型洁治器。

4.为避免遗漏所需刮治的牙位,应分区段按牙位逐个刮治,牙石量多或易出血者可分次进行。

5.在刮除深牙周袋中的龈下牙石时,也会将袋壁的部分肉芽组织刮除,故不必刻意去搔刮袋内壁。

6.刮治后应冲洗袋,检查有无碎片遗留、肉芽组织等,完毕后可轻压袋壁使之贴附牙根面,有利于止血和组织再生修复。

（六）操作步骤

1.用手工牙周探针或 Florida 牙周电子探针探测牙周袋深度,再用尖探针探察龈下牙石,明确其大小位置。

2.用 1% 碘酊消毒术区,包括牙龈、牙面和牙周袋。

3.根据龈下牙石分布的情况,进行分区,分次地进行治疗。做全口刮治术时,常从最后磨牙远中开始,循颊面至近中面,并向前逐牙进行刮治。

4.在进行刮治术中或刮治完成后,必须用尖探针细致地探查龈下牙石是否去净,牙根表面是否光滑,以便决定是否需要再刮治。

5.用生理盐水或 3% 过氧化氢液冲洗术区后,涂擦 1% 碘酊或 2% 碘甘油。

（七）术后注意事项

1. 在龈下刮治术中出血较多者，术后可适当用抗生素预防感染或局部敷用牙周塞治剂4～6 d。

2. 指导病员使用正确刷牙方法，注意口腔卫生，门诊定期随访。

第五节　牙周病的手术治疗

一、牙龈切除术的适应证及手术方法

牙龈切除术是指用手术方法切除增生肥大的牙龈组织或后牙某些部位的中等深度牙周袋，重建牙龈的生理外形及正常的龈沟，适用于肥大性龈炎、牙龈增生、深度在5 mm以内的浅牙周袋和累及根分叉的牙周袋。患者如有全身系统性疾病或局部有急性炎症应禁忌。

刀尖刀缘在距标线2～3 mm的根方牙龈处以45°角做切口。

（一）适应证

1. 牙龈肥大、增生，牙冠显得矮短，有假性牙周袋存在，或龈边缘肥厚、不整齐，经基础治疗后，未能恢复正常形态者。

2. 腭侧浅、中度牙周袋（骨上袋）。

3. 累及根分叉的牙周袋，有足够附着龈。

4. 位置偏近冠方的慢性牙周脓肿。

5. 第三磨牙𬌗面龈瓣覆盖，能萌出并有对𬌗关系者；备洞或冠桥修复时龈组织覆盖过多，影响充填或修复时。

（二）非适应证

1. 牙周袋过深，超过膜龈联合时。

2. 伴有骨下袋而需做骨修整时。

（三）手术方法

1. 常规消毒麻醉。

2. 根据袋的深度用牙周探针或牙周袋印记镊在牙龈表面做出溢血点，然后用1‰亚甲蓝连成为龈切的标记线。

3. 用斧形刀的后刀缘在距标记线0.20～0.32 cm的根方牙龈处切入，与牙长轴呈45°，可达龈袋或牙周袋底，要求连续切口，乳头处用龈乳头刀进行龈切，与牙面分离，避免组织撕裂。

4. 修整龈边缘，去除残留的龈下牙石，平整根面，去除肉芽组织。

5. 生理盐水冲洗，压迫止血。

6. 牙周塞治，术后1周拆除敷料，如伤口未愈，生理盐水冲洗后局部涂亚甲蓝，重置牙周塞治剂。

（四）注意事项

术后24 h内进半流质或软食，保持口腔卫生，暂时不刷牙，但在24 h后非手术区要照常刷牙。如牙周塞治剂脱落、出血，就诊查明原因，止血、换置牙周塞治剂。术后1周拆除敷料。

二、牙周翻瓣术的适应证及术后愈合方式

牙周翻瓣术是用手术方法将部分牙周袋及袋内翻,并翻起牙龈的黏骨膜瓣,在直观下刮治净龈下牙石和肉芽组织,必要时可修整牙槽骨,然后将牙龈复位、缝合,达到消除牙周袋,或使牙周袋变浅的目的。翻瓣术是目前应用最广泛的牙周手术方法,也是很多其他手术如骨成形术、植骨术、引导性组织再生术等的基础。

(一)适应证

1.经基础治疗后牙周袋仍在 5 mm 以上,且探诊后出血者。

2.袋底超过膜龈联合界,不宜做牙周袋切除者。

3.有骨下袋形成,需做骨修正或移骨者。

4.根分叉病变伴深袋或牙周-牙髓联合病变需暴露根分叉者。

(二)术后护理

1.术后 24 h 内在与手术区相应的面部间断放置冰袋,以减轻术后组织水肿。

2.术后当天可刷牙,但不刷术区。用 0.12 ％或 0.20 ％氯己定含漱,每日 2 次,直至可恢复正常刷牙为止。

3.若手术范围广,或进行骨形成、植骨等,可预防性口服抗生素 4~5 d。

4.一般术后一周除去治剂并拆线。

(三)愈合方式

1.龈缘位置移向根方,牙龈暴露。

2.炎症消退,探针深度减少。

3.结合上皮愈合。

4.新附着。

(四)术后注意事项

术后患者口服替硝唑 3 d,每日 2 次,每次 0.5 g。1 周后拆线,3~6 个月拆除固定装置。术后 1 个月内每周复诊 1 次,去除牙周附着的软垢和菌斑,用 3 ％过氧化氢和生理盐水的棉球交替擦拭患区,创口涂派丽奥软膏。手术 1 个月后,每 2 周复诊 1 次。手术 3 个月后,每月复诊 1 次,均以局部清洁控制菌斑为主。

三、GTR 的疗效

引导组织再生术是用外科的方法,放置一个物理屏障来选择性地分隔不同的牙周组织,阻止牙龈上皮和牙龈结缔组织向根面生长,造成空间,诱导具有牙周组织再生潜力的牙周膜细胞冠向移动并生长分化,实现牙周膜、牙槽骨、牙骨质再生,形成牙周新附着。

目前,GTR 术主要应用于垂直型骨吸收或磨牙根分歧病变。局部病损解剖特点对于GTR 疗效的影响,主要涉及局部病损形态是否有利于维持一定的组织再生空间,是否有足够的剩余牙周韧带细胞存在,以保证组织再生的细胞来源以及组织局部是否便于菌斑的控制,是否能够尽可能避免或防止屏障膜细菌污染。在 GTR 的基础上将引导膜下充填骨移植材料将有利于维持间隙"防止膜塌陷"是目前临床最常用的治疗方法。

(一)根分歧病变

1.下颌磨牙的 Ⅱ 度根分歧病变 临床研究相继报道 GTR 治疗下颌磨牙Ⅱ度根分歧病变

的成功。

总结多个临床研究,指出下颌磨牙Ⅱ度根分歧病变GTR术后6个月的水平探诊附着获得平均为1.51 mm,但同时发现各研究结果之间存在较大差异。因此,局部病变形态的差异对GTR疗效存在一定影响。

2.上颌磨牙的Ⅱ度根分歧病变　由于上颌磨牙根分叉区较下颌磨牙根分叉区狭窄及颊面凹沟的存在往往导致器械无法进入该区域,不能有效地彻底清除菌斑、牙石等局部刺激因素或者导致术后牙龈瓣封闭不严,易产生膜屏障的细菌污染,影响牙周组织再生。Jepsen回顾总结多个临床研究指出,上颌磨牙Ⅱ度根分歧病变GTR术后,6个月的水平探诊附着获得仅平均为1.05 mm。上颌磨牙的Ⅱ度根分歧病变只涉及颊侧根分歧区者,器械较易进入病变区域,去除牙石,操作容易。组织再生程度较大,而涉及近远中邻面根分歧,且邻牙无缺失者,器械操作上较困难,则会在一定程度影响GTR术后组织再生程度。

3.上下颌磨牙的Ⅲ度根分歧病变　由于Ⅲ度根分歧病变受有限的剩余牙周韧带细胞来源的影响及病损表面明显的牙龈退缩所造成的根分歧部的过早暴露,往往导致其预后不良,组织学研究证实Ⅲ度根分歧病变GTR术后,已愈合的根分歧区所形成的牙周韧带排列紊乱,所形成的新骨也没有完全填满病损区域。即使一些临床研究联合应用膜屏障与某种骨移植物,其临床疗效——附着水平的获得与骨量的增加也没有较大的改善。这些研究表明,上、下颌磨牙的Ⅲ度根分歧病变经GTR治疗后并不能达到其预想的临床治疗目的。

(二)垂直型骨吸收(角型骨缺损)

垂直型骨吸收的深度是指残余牙槽骨骨嵴顶至缺损底的垂直距离,骨缺损的深度越深,则组织再生量越明显,但再生组织量与原缺损总量的比值在这种情况下无明显差异。宽度是以X射线片上垂直型骨吸收后残余骨壁与病变累及牙的牙齿长轴之间所形成的角度来表示。

对于垂直型骨吸收周围骨壁的数目即三壁袋,二壁袋,一壁袋形态及分布对于GTR疗效的影响尚存在争议。CortelliniP临床研究发现,垂直型骨吸收GTR治疗术后,深的三壁袋的再生程度为95%,深的二壁袋的再生程度为82%,一壁袋为39%,而也有报导指出,剩余骨壁数目与临床疗效之间不存在相关关系。但从理论上来讲三壁袋或二壁袋较一壁袋有更多个方向的牙周再生细胞来源,便于维持一定的组织再生空间。但当应用具有自我支持作用的膜或联合应用一定骨移植物时,这种影响又不复存在。

(三)牙龈的厚度

经研究证实,厚度≥1 mm的牙龈组织瓣对于局部缺血有更大的抵抗力。因此,虽然覆盖在无血管分布的膜屏障表面,对于其易引起的血供障碍仍有一定的适应能力,并且其手术后牙龈退缩程度也有明显小于薄(<1 mm)的牙龈组织,可以更大程度地防止屏障膜的暴露,减少膜被细菌污染的概率。

四、牙周手术后保健方法

牙周手术后的组织愈合基本上可分为两大类,即软组织创口的愈合和骨的愈合。

(一)软组织创口的愈合

牙龈切除后伤口表面立即形成保护性血凝块,数小时后血块下的结缔组织开始生长肉芽组织9～13 h后,伤口周围的上皮细胞开始移动,从血块和结缔组织之间向伤口中央移行。1～2 d时,开始有小血管形成,2～5 d时上皮以每日向牙面以0.5 mm速度生长,直到薄层上皮完全覆盖创面,但角化则需 2～3 周。

创面的结缔组织再生略慢于上皮,5～7 d 时形成新的游离龈,此后上皮好开始向龈沟内生长,在术后 4～5 周,形成新的结合上皮与牙面结合。临床上约在牙龈切除后 2 周,牙龈外观正常并建立正常的龈沟。龈沟液的量也在 5 周时恢复正常。

翻瓣术后的愈合。翻瓣术后 24 h 内,龈瓣与骨面之间由血凝块连接,术后 1～3 d,上皮移行至龈瓣边缘并达到牙面。术后 1 周,上皮已可附着于牙根面,瓣下的血凝块已被来自结缔组织、骨髓腔及牙周膜的肉芽组织所替代。术后 2 周,胶原纤维开始形成,并与牙面平行。术后 3～4 周,上皮和结缔组织的重建均已完成,龈沟内正常上皮衬里,结合上皮形成,齿槽嵴顶纤维也已呈功能性排列。

龈下洁治、根面平整、袋内壁刮除后的愈合。手术将病理性肉芽全部刮去,新生的肉芽组织在早期即形成,并且逐渐成熟而变成结缔组织。

切除性新附着术后的组织愈合与龈下刮治术(根面平整术)相似。

(二)骨组织创伤的愈合

手术后牙槽骨的愈合过程取决于手术时骨的暴露程度,是否做骨成形,术后骨面是否严密覆盖等因素。全厚瓣手术时骨面暴露,术后 1～3 d 时骨面有表浅的坏死,随后有破骨细胞性吸收,在术后 4～6 d 达高峰,然后逐渐减轻,导致 0.5～1.0 mm 的骨吸收。此后可有修复,在术后 3～4 周达高峰。在进行骨成形或术后龈瓣未能严密覆盖骨面者,骨的坏死和炎症较重,骨嵴高度降低,修复过程可长达 72 d。在骨膜瓣较厚时,半厚瓣的愈合过程可能比全厚瓣缩短。

五、牙周治疗效果保持方法

(一)哪些药物可以用来治疗牙周病

用于治疗牙周病的药物有很多,一般有作用于病原因子的抗菌疗法、作用于骨吸收过程的阻断疗法和中医药治疗。

抗生素可有效地治疗牙周组织病,但因牙周病的特殊致病菌问题尚未解决。因此,选用抗生素仍然处于盲目状态。为了防止形成耐药菌株,破坏口腔微生物生态平衡,减少对宿主的副作用,应当遵循以下原则。

首先,进行基础治疗,若基础治疗反复进行效果不佳者,可结合使用抗生素辅助治疗。急性感染的牙周炎症(如多发性牙周脓肿等)可考虑首选抗生素,但在取得明显疗效后应立即停止,长期使用抗生素是禁忌的。尽量选用小剂量和窄谱抗生素,尽量采用局部控释的给药途经。常选用的口服药物有:四环素 250 mg,每日 4 次,连服 2 周;螺旋霉素 200 mg,每日 4 次,连服 5～6 d 为 1 疗程;甲硝唑(灭滴灵)200 mg,每日 4 次,连服 5～7 d。还可选用青霉素、红霉素、麦迪霉素、洁霉素等。漱口剂有 0.12 %～0.20 %洗必泰液(又称氯已定,是双胍类化合物),每次 2 min,每日 2 次,连用 2 周,以及 2 %盐水液、1 %过氧化氢液、2 %碳酸氢钠液、1/5000 高锰酸钾液、复方硼砂液、芳香漱口液等,可抑制菌斑的沉积,减少口腔内细菌的数量,控制炎症,起清洁和消毒口腔的作用。

局部还可进行碘氧治疗,即将碘化钾晶体置于牙周袋内,并注入 3 %过氧化氢数滴。过氧化氢和碘化钾一起,同组织中的过氧化酶作用,析出碘分子、新生氧和氢氧化钾,可腐蚀坏死组织,并使其随气泡排出,同时产生大量的热能,促进局部血运,增进炎症组织痊愈。

常用的局部涂药是碘甘油、碘酚,有消炎收敛的作用。患者可将碘甘油自行置于牙周袋内,而碘酚为腐蚀性较强的药物,有强大的杀菌力,不可让患者自行上药,以免灼伤黏膜。常用氧化疗法治疗局限的顽固性龈炎。用 30 ％过氧化氢 10 滴置于小杯内,随即加入 5 ％小苏打 1 滴中和其酸度,并立即用小棉球蘸取药液,压于发炎的牙龈组织上,见龈色发白,将小棉球移开,牙龈又呈红色。

如此反复 2～3 次即完成治疗,每周治疗 2 次。目前,临床上应用的最理想的抗生素剂型是控释抗菌药物,如:四环素药管、灭滴灵药膜、甲硝唑棒等,具有用药剂量小、牙周局部浓度高、维持时间长、疗效好、不易产生耐药菌株等优点。

作用于骨吸收过程的阻断疗法有非激素类抗炎药物制剂布洛芬、敏康能、芬必得、风平,该类药物可以抑制前列腺素的合成,从而阻止牙周病时牙槽骨的吸收。放线菌酮制剂和制酸剂也能阻止牙周病时牙槽骨的吸收。

中医药治疗也可以用于治疗牙周病并能取得很好的疗效。

(二)如何保持牙周治疗的效果

牙周治疗效果的取得,是术者和患者共同合作的结果。一般在治疗已得到效果之后,有些患者自身护理的概念开始淡薄,菌斑控制也放松了,大大增加了疾病复发的机会。如果术者和患者能继续保持联系,共同加强维护牙周组织的健康,就能获得长久的疗效。

牙周治疗完成后,一般安排 2～3 个月后进行复查、复治。间隔期的长短取决于患者口腔卫生自身护理的能力、牙周病的严重程度以及复诊时的病情。牙周维护在治疗后的头 3 年特别重要。复查时应进行一次全面检查,简要的病史询问,检查牙龈的色泽、外形及弹性,探查龈沟深度、出血、有无脓性分泌物。

在 6 个月至 1 年时,X 射线检查骨质修复或破坏的动态变化。检查牙松动度是否改善或加重,检查根分叉区。用菌斑染色观察分析患者的菌斑控制情况,找出其口腔内的难洁净区和新出现的牙石沉积区域。

还可进行一些必要的辅助检查,如:龈下菌斑中螺旋体的比例、致病菌的快速检测等。对患者有针对性地进行口腔卫生指导。龈上、龈下洁治及根面平整,重点在出血或渗出的龈袋。牙面抛光以清除菌斑和色素,抛光的牙面十分光滑,菌斑、牙石较难再沉积。对术后遗留的牙根暴露及敏感区,可用氟化物或氢氧化钙等药物做脱敏治疗。

六、根分叉病变的手术治疗

根分叉病变是指牙周炎发展到较重的程度后,病变累及多根牙的根分叉区,它可发生于任何类型的牙周炎。下颌第一磨牙患病率最高,上颌双尖牙患病率最低。发生率随年龄增大而上升。

临床上应根据根分叉病变的程度制订治疗方案(Glickman 分度法)。

1. Ⅰ度病变 牙周袋一般不太深,且为骨上袋。如果根分叉相应处牙槽骨的外形尚佳,则仅做龈下刮治使牙周袋变浅即可;若牙周袋较深,且牙槽骨隆突,不符合生理外形,易造成局部菌斑堆积者,应在基础治疗后,行翻瓣手术以使牙周袋变浅和修整骨外形,以达到上述第二项目标。还应消除其他局部刺激因素,如:不良修复体、龋洞、咬合创伤等。

2. Ⅱ度病变 根据骨破坏的程度、牙周袋的深度以及有无牙龈退缩等条件,选用如下治疗方法。

（1）对骨质破坏不太多，根柱较长，牙龈能充分覆盖根分叉开口处的下颌磨牙Ⅱ度病变，可以实施引导性牙周组织再生手术，在翻瓣术清除根面牙石及病变区的肉芽组织后，以自体骨或人工骨制品填入分叉区，还可加用屏障性生物膜，然后将龈瓣复位至原高度，完全覆盖根分叉开口处，并严密缝合。此法也可适用于上颌磨牙的颊侧病变，其目的是获得根分叉处的牙周组织再生。虽然成功率和再生组织的量尚有待提高，但前景看好。

（2）对于根分叉区骨破坏较多，牙龈有退缩，术后难以完全覆盖分叉区者，可以做根向复位瓣手术和骨成形术，使根分叉区充分暴露，有利于控制菌斑和炎症并防止进一步附着丧失。一般不宜只做牙周袋切除术，因为会使该区的附着龈变窄，而且切除后牙龈因保持生物学宽度而仍易重新长高，使牙周袋复发而再度覆盖根分叉区。

3. Ⅲ度和Ⅳ度病变　治疗目的是使根分叉区充分暴露，以利菌斑控制。颊侧的深牙周袋若有足够宽的附着龈，可行袋壁切除术；若附着龈较窄，则应行翻瓣术，在刮净根面及修整骨缺损后，将龈瓣根向复位并缝合于牙槽嵴水平，下颌牙的舌侧一般可切除袋壁。

若多根牙仅有一个根病变较重，有深牙周袋和骨吸收，另一或两个根病情较轻，且患牙不太松动，则可在翻瓣术中将该患根截除，使分叉区充分暴露，余留的牙根得以彻底清洁，该处的深牙周袋也可消除。截根术对于上颌磨牙颊根的病变效果甚佳。下颌磨牙当根分叉区病变较重而近、远中根分别还有一定的支持组织时，也可用分根术，将患牙分割为近中和远中两个"单根牙"，然后分别做冠或做连冠修复，可取得较好的治疗效果。若某一根病变已严重，另一根尚好，则可行半牙切除术，将严重的一半连冠带根一起摘除，保留另一半侧。

在做截根术、分根术或半牙切除术前，均应先做完善的根管治疗，还应进行调𬌗，以减轻患牙的咬𬌗负担。多数患牙在术后还要以冠、桥等修复，这些修复体应根据牙齿的特点设计，以符合保护牙周组织的要求。半个世纪前，人们普遍认为根分叉病变的患牙由于疗效不佳，应予拔除。但由于上述治疗方法的建立，使很多患牙得以保存并长期行使功能。

第三章 牙体非龋性疾病和发育异常

第一节 牙体慢性损伤

一、磨损

单纯的机械摩擦作用造成牙体硬组织缓慢、渐进性地丧失称为磨损。在正常咀嚼过程中,随年龄的增长,牙齿𬌗面和邻面由于咬合而发生的均衡的磨耗称为生理性磨损,牙齿组织磨耗的程度与年龄是相称的。临床上,常由某种因素引起个别牙或一组牙,甚至全口牙齿的磨损不均或过度磨损,称为病理性磨损。

(一)病因

1.牙齿硬组织结构不完善 发育和矿化不良的釉质与牙本质易出现磨损。

2.𬌗力负担过重 无𬌗关系的牙齿不发生磨损,甚至没有磨耗;深覆𬌗、对刃𬌗或有𬌗干扰的牙齿磨损重。缺失牙齿过多或牙排列紊乱可造成个别牙或一组牙负担过重而发生磨损。

3.硬食习惯 多吃粗糙坚硬食物的人,如古代人、一些少数民族等,全口牙齿磨损较重。

4.不良习惯 工作时咬紧牙或以牙咬物等习惯可造成局部或全口牙齿的严重磨损或牙齿特定部位的过度磨损。

5.全身性疾病 如胃肠功能紊乱、神经官能症或内分泌紊乱等,导致咀嚼肌功能失调而造成牙齿磨损过度;唾液内黏蛋白含量减少,降低了其对牙面的润滑作用而使牙齿磨损增加。

(二)病理

因磨损而暴露的牙本质小管内成牙本质细胞突逐渐变性,形成死区或透明层,相应部位近髓端有修复性牙本质形成,牙髓发生营养不良性变化。修复性牙本质形成的量,依牙本质暴露的面积、时间和牙髓的反应而定。

(三)临床表现及其并发症

1.磨损指数 测定牙齿磨损的指数已提出多种,其中较完善和适合临床应用的是 Smith BGN 和 Knight JK(1984)提出的,包括牙齿𬌗面、颊(唇)、舌面、切缘及牙颈部的磨损程度在内的牙齿磨损指数(5 度):

0:釉面特点未丧失,牙颈部外形无改变。

1:釉面特点丧失,牙颈部外形丧失极少量。

2:釉质丧失,牙本质暴露少于𬌗面的1/3,切缘釉质丧失,刚暴露牙本质,牙颈部缺损深度在 1 mm 以内。

3:釉质丧失,牙本质暴露多于𬌗面的1/3,切缘釉质和牙本质丧失,但尚未暴露牙髓和继发牙本质,牙颈部缺损深达 1~2 mm。

4:釉质完全丧失,牙髓暴露或继发牙本质暴露,切缘的继发牙本质或牙髓暴露,牙颈部缺损深大于 2mm。

2.临床表现和并发症 随着磨损程度的增加,可出现不同的症状。

(1)釉质部分磨损:露出黄色牙本质或出现小凹面。一些磨损快、牙本质暴露迅速的病例可出现牙本质过敏症。

（2）当釉质全部磨损后：殆面除了周围环以半透明的釉质外，均为黄色光亮的牙本质（图3-1）。牙髓可因长期受刺激而发生渐进性坏死或髓腔闭锁；亦可因磨损不均而形成锐利的釉质边缘和高陡牙尖，如上颌磨牙颊尖和下颌磨牙舌尖，使牙齿在咀嚼时受到过大的侧方力而产生创伤；或因充填式牙尖造成食物嵌塞，发生龈乳头炎，甚至牙周炎；过锐的牙尖和边缘还可能刺激颊、舌黏膜，形成黏膜白斑或压疮性溃疡。

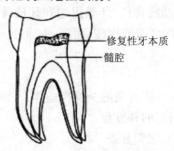

修复性牙本质
髓腔

图 3-1　殆面釉质磨损

（3）牙本质继续迅速磨损，可使髓腔暴露，引起牙髓病和根尖周病。

（4）全口牙齿磨损严重，牙冠明显变短，颌间距离过短可导致颞下颌关节病变和关节后压迫症状。

（四）防治原则

1．去除病因　如改正不良习惯、调殆、修复缺失牙及治疗引起磨损的全身疾病等。

2．对症治疗　磨损引起的牙本质过敏症可行脱敏治疗。

3．个别牙齿重度磨损　与对殆牙之间有空隙的，深的小凹面用充填法治疗；牙齿组织缺损严重者可在牙髓治疗后用高嵌体或全冠修复。

4．多个牙齿重度磨损　可用殆垫适当抬高颌间距离。

二、磨牙症

睡眠时有习惯性磨牙或清醒时有无意识的磨牙习惯称为磨牙症。

（一）病因

磨牙症的病因虽然至今尚未明确，但与下列因素有关：

1．精神因素　口腔具有表示紧张情绪的功能。患者的惧怕、愤怒、敌对和抵触等情绪，若因某种原因难以表现出来，这些精神因素特别是焦虑、压抑、情绪不稳等可能是磨牙症病因的重要因素之一。

2．殆因素　神经紧张的个体中，任何殆干扰均可能是磨牙症的触发因素。磨牙症患者多表现为正中殆早接触，即牙尖交错位殆干扰以及侧方殆时非工作侧的早接触。临床上用调殆的方法也能成功地治愈部分磨牙症。殆因素是口腔健康的重要因素，但是否为引起磨牙症的媒介尚有争议。

3．中枢神经机制　目前有趋势认为磨牙与梦游、遗尿、噩梦一样，是睡眠中部分大脑被唤醒的症状，是一种与白天情绪有关的中枢源性的睡眠紊乱，由内部或外部的、心理或生理的睡眠干扰刺激所触发。

4．全身其他因素　与寄生虫有关的胃肠功能紊乱、儿童营养缺乏、血糖血钙浓度升高、内分泌紊乱、变态反应等都可能成为磨牙症的发病因素。有些病例表现有遗传因素。

5.职业因素　汽车驾驶员、运动员、钟表工等要求精确性较高的工作,均有发生磨牙症的倾向。

(二)临床表现

患者在睡眠或清醒时下意识地作典型的磨牙动作,可伴有嘎嘎响声。

磨牙症可引起牙齿𬌗面和邻面的严重磨损,可出现牙磨损并发的各种病症。顽固性磨牙症会导致牙周组织破坏、牙齿松动或移位、牙龈退缩和牙槽骨丧失。磨牙症还能引起颞下颌关节功能紊乱症、颌骨或咀嚼肌的疲劳或疼痛、面痛、头痛并向耳颈部放射。疼痛为压迫性和钝性,早晨起床时尤为显著。

(三)治疗原则

1.对因治疗　治疗与磨牙症发病有关的全身疾病等。

2.对症治疗　治疗因磨损引起的并发症。

3.对顽固性病例应制作𬌗垫,定期复查。

三、楔状缺损

牙齿的唇、颊或舌面牙颈部的硬组织在某些因素长期作用下逐渐丧失,形成的两个光滑斜面组成楔状缺损。

(一)病因

楔状缺损的发生和发展与下列因素有关:

1.不恰当的刷牙方法　唇(颊)侧牙面的横刷法是导致楔状缺损的主要因素之一。其根据为:①此病不见于动物;②少发生在牙的舌面;③不刷牙者很少发生楔状缺损;④离体实验横刷牙颈部可以制造典型的楔状缺损,且为旋转法刷牙所造成牙体组织磨损量的2倍以上。

2.牙颈部结构　牙颈部釉牙骨质交界处是整个牙齿中釉质和牙骨质覆盖量最少或无覆盖的部位,为牙体结构的薄弱环节,加之牙龈在该处易发生炎症和萎缩,故该部位耐磨损力最低。

3.酸的作用　龈沟内的酸性环境可使牙颈部硬组织脱矿,受摩擦后易缺损。唾液腺的酸性分泌物、喜吃酸食、唾液 pH 的变化、胃病返酸等均与缺损的发生有关。

4.应力疲劳　牙齿萌出至建立咬合关系后,即开始承受咀嚼压力。根据断裂力学理论,牙齿硬组织中长期应力集中的部位可以产生应力疲劳微裂,导致硬组织的损伤甚至断裂。已有生物力学研究证实,当给牙齿与牙长轴呈 45°角方向的载荷时,颊侧颈部应力集中系数最大;模拟𬌗力疲劳的人牙离体实验已证明在实验牙颊舌向纵剖面的颊半侧颈部牙本质中,用扫描电镜见到多条方向一致的细微裂纹,而其他处无类似发现;该实验还表明横刷牙、酸蚀和𬌗力疲劳三因素作用的积累与协同导致了实验性楔状缺损的发生,其中𬌗力因素对楔形缺损的形成和加深起了重要的作用。临床研究结果证实楔状缺损的患病与咬合力的增加和积累关系密切,与患牙承受水平力和创伤力关系密切。

(二)临床表现

1.多见于中年以上患者的前磨牙区,其次是第一磨牙和尖牙。有时范围涉及第二恒磨牙以前的全部牙齿,常见邻近数个牙齿,且缺损程度可不相同。偶见年轻患者单个牙齿的楔状缺损,均伴有该患牙的𬌗干扰。中老年人中,该病的发病率可达 60%～90%。

2.缺损多发生在颊、唇侧,少见于舌侧。调查资料表明,在老年人中,舌侧缺损的患病率达 15.2 %,好发牙位是第一、二磨牙。

3.楔状缺损由浅凹形逐渐加深,表面光滑、边缘整齐,为牙齿本色。

4.楔状缺损达牙本质后,可出现牙本质过敏症,深及牙髓时可引起牙髓和根尖周病。缺损过多可导致牙冠折断。

(三)防治原则

1.消除病因　检查𬌗干扰并行调整,改正刷牙方法。

2.纠正口腔内的酸性环境　改变饮食习惯,治疗胃病,用弱碱性含漱液漱口,如 2 %小苏打溶液。

3.修复缺损　患牙出现缺损必须进行修复,树脂粘接修复效果好。

4.对症治疗　出现其他病症应进行相应的治疗。

四、酸蚀症

酸蚀症是牙齿受酸侵蚀,硬组织发生进行性丧失的一种疾病。20 世纪,酸蚀症主要指长期与酸雾或酸酐接触的工作人员的一种职业病。随着社会进步和劳动条件的改善,这种职业病明显减少。近十几年来,饮食习惯导致的酸蚀症上升,由饮食酸引起的青少年患病率增高已引起了人们的重视。反酸的胃病患者,牙齿亦可发生类似损害。

(一)病因

酸蚀症的致病因素主要是酸性物质对牙组织的脱矿作用,而宿主的因素可以影响酸性物质导致酸蚀症的作用。有发病情况的调查研究发现,无论饮食结构如何,酸蚀症仅发生于易感人群。

1.酸性物质

(1)饮食酸:酸性饮料(如果汁和碳酸饮料)的频繁食用,尤其青少年饮用软饮料日趋增加。饮食酸包括果酸、柠檬酸、碳酸、乳酸、醋酸、抗坏血酸和磷酸等弱酸。酸性饮料 pH 常低于 5.5,由于饮用频繁,牙面与酸性物质直接接触时间增加导致酸蚀症。

(2)职业相关酸性物质:工业性酸蚀症曾经发生在某些工厂,如化工、电池、电镀、化肥等工厂空气中的酸雾或酸酐浓度超过规定标准,致使酸与工人牙面直接接触导致职业性酸蚀症。盐酸、硫酸和硝酸是对牙齿危害最大的三类酸。其他酸,如磷酸、醋酸、柠檬酸等,酸蚀作用较弱,主要集聚在唇侧龈缘下釉牙骨质交界处或牙骨质上。接触的时间愈长,牙齿破坏愈严重。与职业相关的酸蚀症,如游泳运动员在氯气处理的游泳池中游泳,因为 Cl_2 遇水产生 HClO 和 HCl,可发生牙酸蚀症;还如职业品酒员因频繁接触葡萄酒(pH 3～3.5)发生酸蚀症等。

(3)酸性药物:口服药物,如补铁药、口嚼维生素 C、口嚼型阿司匹林及患胃酸缺乏症的患者用的替代性盐酸等的长期服用均可造成酸蚀症。某种防牙石的漱口液(含 EDTA)也可能使釉质表面发生酸蚀。

(4)胃酸:消化期胃液含 0.4 %盐酸。胃病长期返酸、呕吐及慢性乙醇中毒者的胃炎和反胃均可形成后牙舌面和腭面的酸蚀症,有时呈小点状凹陷。

2.宿主因素

(1)唾液因素:口腔环境中,正常分泌的唾液和流量对牙表面的酸性物质有缓冲和冲刷作用。如果这种作用能够阻止牙表面 pH 下降到 5.5 以下，可以阻止牙酸蚀症发生。如果唾液流率和缓冲能力降低，如头颈部放疗、唾液腺功能异常或长期服用镇静药、抗组胺药等，则牙面接触酸性物质发生酸蚀症的可能性就更大。

(2)生活方式的改变：酸性饮食增多的生活习惯，尤其在儿童时期就建立的习惯，或临睡前喝酸性饮料的习惯是酸蚀症发生的主要危险因素。剧烈的体育运动导致脱水和唾液流率下降，加上饮用酸性饮料可对牙造成双重损害。

(3)刷牙因素：刷牙的机械摩擦作用加速了牙面因酸脱矿的牙硬组织缺损，是酸蚀症形成的因素之一。对口腔卫生的过分关注，如频繁刷牙，尤其是饭后立即刷牙，可能加速酸蚀症的进展。

(4)其他因素：咬硬物习惯或夜磨牙等与酸性物质同时作用，可加重酸蚀症。

(二)临床表现

1.前牙唇面釉质的病变缺损(以酸性饮料引起的酸蚀症为例)可分为 5 度(图 3-2)。

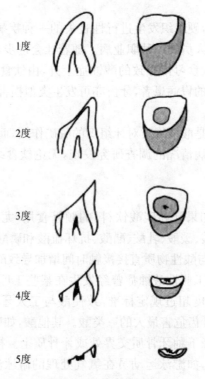

图 3-2　酸蚀症的程度

1 度：仅釉质受累。唇、腭面釉质表面横纹消失，牙面异样平滑，呈熔融状，吹干后色泽晦暗；切端釉质外表熔融状，咬合面牙尖圆钝，外表熔融状，无明显实质缺失。

2 度：仅釉质丧失。唇、腭面釉质丧失，牙表面凹陷，凹陷宽度明显大于深度；切端沟槽样病损；咬合面牙尖或沟窝的杯口状病损。

3 度：釉质和牙本质丧失，牙本质丧失面积小于牙表面积的 1/2。唇、腭面釉质牙本质丧失，切端沟槽样病损明显，唇面观切端透明；咬合面牙尖或沟窝的杯口状病损明显或呈弹坑状病损。

4 度：釉质和牙本质丧失，牙本质丧失面积大于牙表面积的 1/2。各牙面的表现同"3 度"所描述，范围扩大加深，但尚未暴露继发牙本质和牙髓。

5 度：釉质大部丧失，牙本质丧失至继发牙本质暴露或牙髓暴露，牙髓受累。

2. 酸蚀患牙对冷、热和酸刺激敏感。

3. 酸蚀 3～4 度已近髓腔或牙髓暴露，可继发牙髓炎和根尖周病。

4. 与职业有关的严重患者，牙感觉发木、发酸，并可伴有其他口腔症状，如牙龈出血、牙齿咀嚼无力、味觉减退，以及出现全身症状，如结膜充血、流泪、畏光、皮炎、呼吸道炎症、嗅觉减退、食欲缺乏、消化障碍。

（三）防治原则

1. 对因治疗　改变不良的生活习惯，建议饭后 30 min 或更长时间后刷牙；改善劳动条件，治疗有关的全身性疾病。

2. 个人防护　与职业有关的患者使用防酸口罩，定期用 3 ％的碳酸氢钠溶液漱口，用防酸牙膏刷牙。

3. 对症治疗　对牙齿敏感症、牙髓炎和根尖周病的治疗。

4. 牙体缺损可用复合树脂修复或桩冠修复。

五、牙隐裂

未经治疗的牙齿硬组织由于物理因素的长期作用而出现的临床不易发现的细微裂纹，称为牙隐裂，又有称牙微裂。牙隐裂是导致成年人牙齿劈裂，继而牙齿丧失的一种主要疾病。

（一）病因

1. 牙齿结构的薄弱环节　正常人牙齿结构中的窝沟和釉板均为牙齿发育遗留的缺陷区，不仅本身的抗裂强度最低，而且是牙齿承受正常𬌗力时应力集中的部位，因此是牙隐裂发生的内在条件。

2. 牙尖斜面　牙齿在正常情况下，即使受到应力值最小的 0°轴向力时，由于牙尖斜面的存在，在窝沟底部同时受到两个方向相反的水平分力作用，即劈裂力的作用。牙尖斜度愈大，所产生的水平分力愈大。因此，承受咬合力部位的牙尖斜面是隐裂发生的易感因素。

3. 创伤性𬌗力　随着年龄的增长，可由于牙齿磨损不均出现高陡牙尖，正常的咀嚼力则变为创伤性𬌗力。原来就存在的窝沟底部劈裂力量明显增大，致使窝沟底部的釉板可向牙本质方向加深加宽，这是隐裂纹的开始。在𬌗力的继续作用下，裂纹逐渐向牙髓方向加深。创伤性𬌗力是牙隐裂发生的重要致裂因素。

4. 温度作用　釉质和牙本质的膨胀系数不同，在长期的冷热温度循环下（0～50 ℃），可使釉质出现裂纹。这点可解释与咬合力关系较小的牙面上隐裂的发生。

（二）病理

隐裂起自窝沟底或其下方的釉板，随力的作用逐渐加深。牙本质中隐裂壁呈底朝面的三角形，其上牙本质小管呈多向性折断，有外来色素与荧光物质沉积。该陈旧断面在隐裂牙完全劈裂后的裂面上，可与周围的新鲜断面明显区分。断面及其周边常可见牙本质暴露和并发龋损。

（三）临床表现

1. 牙隐裂好发于中老年患者的磨牙面，以上颌第一磨牙最多见。

2. 最常见的主诉　较长时间的咀嚼不适或咬合痛，病史长达数月甚至数年。有时咬在某一特殊部位可引起剧烈疼痛。

3.隐裂的位置　磨牙和前磨牙面细微微裂纹与窝沟重叠,如磨牙和前磨牙的中央窝沟,上颌磨牙的舌沟,向一侧或两侧延伸,越过边缘嵴。隐裂方向多为殆面的近远中走行,或沿一主要承受殆力的牙尖,如上颌磨牙近中舌尖附近的窝沟走行。偶见颊舌向隐裂纹(图3-3)。

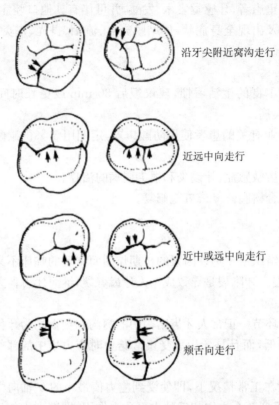

沿牙尖附近窝沟走行

近远中向走行

近中或远中向走行

颊舌向走行

图3-3　隐裂的位置(箭头指处为与牙面窝沟重叠的隐裂)

4.检查所见　患牙多有明显磨损和高陡牙尖,与对殆牙咬合紧密,叩诊不适,侧向叩诊反应明显。不松动但功能动度大。

5.并发疾病　隐裂纹达牙本质并逐渐加深的过程,可延续数年并出现牙本质过敏症、根周膜炎、牙髓炎和根尖周病。隐裂达根分歧部或牙根尖部时,还可引起牙髓-牙周联合病变,最终可导致牙齿完全劈裂。

6.患者全口殆力分布不均,患牙长期殆力负担过重,即其他部位有缺失牙、未治疗的患牙或不良修复体等。

7.X射线片可见到患牙某部位的牙周膜间隙增宽,相应的硬骨板增宽或牙槽骨出现X射线透射区,也可以无任何异常表现。

(四)诊断

1.病史和早期症状　较长期的咬合不适和咬在某一特殊部位时的剧烈疼痛。

2.裂纹的检查　用显微镜放大观察牙表面,以确定隐裂纹的存在;也可用染色法检查,即2%～5%碘酊或其他染料类药物可使已有的裂纹清晰可见。

3.叩诊　分别进行各个牙尖和各个方向的叩诊可以帮助患牙定位,叩痛显著处则为隐裂所在位置。

4. 温度试验　当患牙对冷敏感时,以隐裂纹处最显著。

5. 咬楔法　将韧性物,如棉签、木楔或小橡皮轮放在可疑隐裂处作咀嚼运动时,可以引起疼痛。

（五）防治原则

1. 对因治疗　调整创伤性𬌗力,调磨过陡的牙尖。注意全口的𬌗力分布,要尽早治疗和处理其他部位的问题,如修复缺失牙等。并定期观察。

2. 对症治疗　牙髓病、根尖周病等应作相应处理。

3. 防止劈裂　在作牙髓治疗的同时,应该大量调磨牙尖斜面,永久充填体选用复合树脂为宜。如果隐裂为近远中贯通型,应同时采取保护措施（戴环冠或临时冠）,防止牙髓治疗过程中牙冠劈裂。多数隐裂牙仅做调𬌗不能消除劈裂性的力量,所以在对症治疗之后,必须及时行全冠修复加以保护。

六、牙根纵裂

牙根纵裂系指未经牙髓治疗的牙根部硬组织在某些因素作用下发生与牙长轴方向一致的、沟通牙髓腔和牙周膜间隙的纵向裂缝。该病首先由我国学者报告。

（一）病因

本病病因尚不完全清楚,其发病与以下因素密切相关:

1. 创伤性𬌗力及应力疲劳　临床资料表明,患牙均有长期负担过重史,大多数根纵裂患者的牙磨损程度较正常人群严重,𬌗面多有深凹存在。加上邻牙或对侧牙缺失,使患牙较长时期受到创伤性𬌗力的作用;根纵裂患者光分析结果证实,患牙在正中咬合时承受的接触𬌗力明显大于其他牙;含根管系统的下颌第一磨牙三维有限元应力分析表明,牙齿受偏离生理中心的𬌗力作用时,其近中根尖处产生较大的拉应力,且集中于近中根管壁的颊舌面中线处。长期应力集中部位的牙本质可以发生应力疲劳微裂,临床根纵裂最多发生的部位正是下颌第一磨牙近中根拉应力集中的这个特殊部位。

2. 牙根部发育缺陷及解剖因素　临床有 25 %～30 % 的患者根纵裂发生在双侧同名牙的对称部位,仅有程度的不同。提示了有某种发育上的因素。上颌第一磨牙近中颊根和下颌第一磨牙近中根均为磨牙承担𬌗力较重而牙根解剖结构又相对薄弱的部位,故为根纵裂的好发牙根。

3. 牙周组织局部的慢性炎症　临床资料表明,牙根纵裂患者多患成人牙周炎,虽然患者牙周炎程度与患牙根纵裂程度无相关关系,但患牙牙周组织破坏最严重处正是根纵裂所在的位点。大多数纵裂根一侧有深及根尖部的狭窄牙周袋,表明患牙牙周组织长期存在的炎症与根纵裂的发生、发展及并发牙髓和根尖周的炎症可能有关系。

长期的𬌗创伤和慢性炎症均可使根尖部的牙周膜和牙髓组织变为充血的肉芽组织,使根部的硬组织——牙本质和牙骨质发生吸收。而且受损的牙根在创伤性𬌗力持续作用下,在根尖部应力集中的部位,沿结构薄弱部位可以发生微裂,产生根纵裂。

（二）病理

裂隙由根尖部向冠方延伸,常通过根管。在根尖部,牙根完全裂开,近牙颈部则多为不全裂或无裂隙。根尖部裂隙附近的根管壁前期牙本质消失,牙本质和牙骨质面上均可见不规则的吸收陷窝,偶见牙骨质沉积或菌斑形成。牙髓表现为慢性炎症、有化脓灶或坏死。裂隙附近的根周膜变为炎症性肉芽组织,长入并充满裂隙内。裂隙的冠端常见到嗜伊红物质充满裂隙内。

(三)临床表现

1.牙根纵裂多发生于中、老年人的磨牙,其中以下颌第一磨牙的近中根最多见,其次为上颌磨牙的近中颊根。可单发或双侧对称发生,少数病例有 2 个以上的患牙。

2.患牙有较长期的咬合不适或疼痛,就诊时也可有牙髓病或(和)牙周炎的自觉症状。

3.患牙牙冠完整,无牙体疾患,𬌗面磨损常呈 3 度以上,可有高陡牙尖和深凹,叩诊±~+,根裂侧为浊音,对温度测试的反应视并发的牙髓疾病不同而变化。

4.患牙与根裂相应处的牙龈可表现为红肿扪痛,可探到深达根尖部的细窄牙周袋,早期可无深袋;常有根分歧暴露和牙龈退缩;牙齿松动度视牙周炎和𬌗创伤的程度而不同。

5.患者全口牙𬌗力分布不均,多有磨牙缺失,长期未修复。患牙在症状发生前曾是承担𬌗力的主要牙齿。

(四)X 射线表现

1.根尖片显示纵裂根的根管影像均匀增宽,增宽部分无论多长均起自根尖部。有四种表现(图 3-4):①根管影像仅在根尖 1/3 处增宽;②根管影像近 1/2～2/3 增宽;③根管影像全长增宽;④纵裂片横断分离。

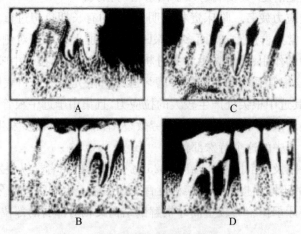

图 3-4　根纵裂的 X 射线根尖片表现

A.患根的根管影像仅在根尖 1/3 处增宽;B.患根根管影像近 1/2～2/3 增宽;C.患根根管影像全长增宽;D.患根纵裂片横断分离,增宽部分无论多长均起自根尖部

2.可有患根周围局部性骨质致密,牙周膜间隙增宽,根分歧部骨质丧失及患根周围的牙槽骨垂直吸收或水平吸收。

3.CBCT 检查可见牙根横截面上清晰的断裂纹。

(五)诊断

1.中老年人牙冠完整的磨牙,有长期咬合痛,并出现牙髓、牙周炎症状,应考虑根纵裂。

2.磨牙一侧有叩痛,叩诊浊音,有深及根尖的细窄牙周袋。

3.患牙根髓腔特有的 X 射线片表现是诊断牙根纵裂的主要依据,如 X 射线片上根髓腔不清晰可改变投照角度或拍摄 CBCT 明确诊断。

4.开髓后探查纵裂的根管,根尖定位仪有异常显示。

5.注意对侧同名牙的检查与诊断。

(六)鉴别诊断

1.牙根纵裂发生于未经牙髓治疗的活髓牙齿,可与根管治疗后发生的牙根裂鉴别。

2.牙根纵裂 X 射线显示起自根尖部的呈窄条增宽的根管影像可与因牙髓肉芽性变造成的内吸收相鉴别,后者 X 射线表现为髓室或根管某部位呈圆形、卵圆形或不规则膨大的透射区。

3.牙根纵裂患牙牙冠完整无任何裂损,可与牙冠劈裂导致的冠根纵劈裂相区别。

(七)治疗原则

1.解除𬌗干扰,修复牙体形态,充填𬌗面深凹。

2.对症治疗　并发牙髓根尖周病、牙周炎时,作相应的牙髓、牙周治疗。

3.如健根牙周组织正常,可行患根的截根术或半切除术,除去纵裂患根,尽量保留健根部分。

4.全口牙列的检查、设计治疗,使全口𬌗力负担均衡。

七、𬌗创伤性磨牙根横折

磨牙,尤其是第一、二恒磨牙是人类口腔中承担𬌗力的主要牙齿,其中承受应力较大的牙根在创伤性𬌗力作用下有可能发生折断,并导致一系列并发症。国内学者首先报道了这类𬌗创伤性磨牙根横折病例。

(一)病因

1.患牙长期承受过重的𬌗力和创伤性𬌗力患者口内有多个缺失牙长期未修复,有不良修复体或其他患牙未治疗,根折患牙在出现症状前是承担咀嚼力的主要牙齿,而且侧方𬌗时尤其在非工作侧有明显的𬌗干扰。

2.𬌗力导致根横折的易感区。

3.突然的咬合外伤　如吃饭时被小砂子硌到、不慎误咬筷子等。这种外力不同于一般的外伤力量,它选择性地作用在患牙咬合时承受压力最大的牙根特定部位,造成折断。

(二)临床表现

好发于中、老年人无牙体疾患的上颌磨牙腭根,其次是远中颊根。

1.患牙长期咬合不适或咬合痛,可有急性咬合外伤史。

2.牙冠完整,叩诊不适或疼痛,根折侧叩诊浊音。

3.可并发牙髓病、根尖周病及患根的牙周疾病。

4.患牙可有 1～2 度松动,功能性动度 2～3 度。

5.侧方𬌗干扰以非工作侧为主,全口𬌗力分布不均衡。

(三)X 射线表现

患牙的某一根有 X 射线透射的横折线(图 3-5),还可有牙周膜间隙增宽,偶见折断的根尖移位。

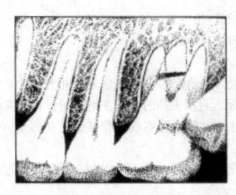

图 3-5　上颌磨牙腭侧根创伤性横折 X 射线片

(四)诊断

除考虑临床表现之外,X 射线片(必要时 CBCT)表现是主要诊断指征。开髓后患根在折断线处的异常,探诊可协助诊断。

(五)治疗原则

1.调整咬合　去除患牙非工作侧𬌗干扰,注意均衡全口𬌗力负担。

2.对症治疗　牙髓活力正常且患根牙周组织正常者,可不作牙髓治疗,定期观察。已并发牙髓、根尖周病者作相应治疗。

3.折断根处理　折断的部位如不与龈袋相通,可行保守治疗(根管治疗);如果相通,则行手术治疗(根尖手术、截根术或半根切除术)。

第二节　其他牙体病症

一、牙本质过敏症

牙本质过敏症是指牙齿上暴露的牙本质部分受到机械、化学或温度刺激时,所表现的一种尖锐、短暂的疼痛或不适,即产生一种特殊的酸、"软"、疼痛的症状,并且不能归因于其他特定原因引起的牙体缺损或病变。牙本质过敏症不是一种独立的疾病,而是多种牙体疾病共有的一种症状。因许多患者以该症为主诉而就诊,其发病机制和治疗均有特殊之处,故在此单独叙述。

(一)病因与机制

1.牙本质的迅速暴露　因磨损、酸蚀、楔状缺损、牙周刮治及外伤等原因导致牙本质迅速暴露,而修复性牙本质尚未形成。此时由于牙髓神经末梢穿过前期牙本质层分布在牙本质中,直达釉牙本质界;牙本质内的成牙本质细胞突亦从牙髓直达釉牙本质界,并可延伸到釉质内部,形成釉梭;当牙本质暴露后,牙本质小管表面与髓腔侧两端开放、相通,外界刺激经由神经传导或牙本质小管内的流体动力传导,可立即引起疼痛症状,故牙齿出现对机械、化学、温度刺激后的特殊敏感症状。牙本质过敏症状可自行缓解。

2.全身应激性增高　当患者身体处于特殊状况时,如神经官能症患者、妇女的月经期和妊娠后期或抵抗力降低时,神经末梢的敏感性增高,使原来一些不足以引起疼痛的刺激亦引起牙齿过敏症;当身体情况恢复正常之后,敏感症状消失。

（二）临床表现

主要表现为激发痛，刺激除去后，疼痛立即消失，其中以机械刺激最为显著。诊断时可用探针尖在牙面上寻找 1 个或数个敏感点或敏感区，引起患者特殊的酸、"软"、痛症状。敏感点可发现在 1 个牙或多个牙上。在𬌗面牙本质界或牙颈部釉牙骨质界处最多见。

牙本质敏感指数根据机械探测和冷刺激敏感部位的疼痛程度分为 4 度：0°，无痛；1°，轻微痛；2°，可忍受的痛；3°，难以忍受的痛。

（三）治疗原则

1. 治疗相应的牙体疾病，充填法覆盖暴露的牙本质。

2. 调磨过高的牙尖。

3. 敏感部位的脱敏治疗

（1）𬌗面个别敏感点用麝香草酚熨热脱敏。

（2）𬌗面多个敏感点或牙颈部敏感区，使用专业抗牙本质敏感的药物和制剂，如钙盐和钾盐、氟化物、蛋白凝固剂等脱敏。

（3）全口多个牙面或牙颈部敏感，可用氟离子和钙离子导入法脱敏。激光脱敏也已取得一定疗效。

（4）也可嘱患者自行咀嚼茶叶、生核桃仁或大蒜，前两者中含大量鞣酸，可使牙本质小管中的蛋白质凝固，从而起脱敏作用。使用抗牙本质敏感的牙膏刷牙或涂擦，可收到一定脱敏效果。

4. 全身应激性增高引起的牙灰质过敏症，除局部处理外，可用耳穴刺激疗法，选用喉、牙、肾、神门、交感、心、皮质下等穴位。

二、牙根外吸收

牙根吸收通常分为牙根外吸收和牙内吸收。牙根表面发生的进行性的病理性吸收称为牙根外吸收。

（一）病因

1. 牙齿外伤 创伤和牙周组织的炎症是引起外吸收最常见的原因。

2. 牙根周局部的压迫作用 如颌骨内囊肿、肿瘤或阻生、埋伏牙等的压迫作用常引起根尖区的外吸收，使牙根变短。

3. 某些口腔科的治疗过程 如无髓牙用高浓度过氧化氢漂白治疗，可引起牙颈部外吸收；根管治疗、根尖手术、正畸治疗以及自体牙移植或再植后引起的外吸收亦不少见。

4. 全身性疾病 某些造成体内钙代谢紊乱的系统性疾病，如甲状旁腺功能减退或亢进、钙质性痛风、Gaucher 病、Paget 病等，也与外吸收发生有关。

5. 还有一种少见的原因不明的特发性外吸收，表现为多个牙、广泛的、进展迅速的外吸收。

（二）病理

牙根表面类牙骨质层消失，牙骨质出现蚕食状小凹陷，逐渐进行到牙本质。凹陷内可见破骨细胞，根据病理特征可分为以下几类：

1. 表面吸收 牙骨质局部而浅表吸收，损伤因素除去后，可由成牙骨质细胞修复。

2. 炎症性吸收 如炎症持续存在，则吸收过程继续进行。

3.置换性吸收　骨组织置换了被吸收的牙根,进展缓慢,根吸收与骨性愈着同时存在。

(三)临床表现

一般患牙可长期无任何症状,仅于外吸收发生相当量后在 X 射线片上显示牙根表面深浅不等的虫蚀状缺损(图 3-6)。炎症性吸收时,周围有 X 射线透射区。置换性吸收时,牙周膜间隙消失,牙槽骨直接与根面附着。严重的进行性根外吸收,牙根全部吸收导致牙冠脱落。

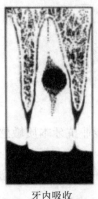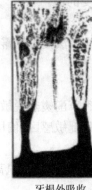

牙内吸收　　　　　　　　　牙根外吸收

图 3-6　牙齿吸收 X 射线片

(四)防治原则

1.正确及时地处理外伤牙齿和变色牙漂白脱色的正确操作,可以防止外吸收的发生。

2.根管治疗和根管内封置氢氧化钙制剂,可以防止牙根外吸收的发生和发展。

3.除去压迫因素,如调𬌗、拔除埋伏牙、肿瘤摘除等可以停止外吸收的进行。

4.牙颈部的外吸收,可在相应牙周或牙髓治疗后,充填修复。

三、牙内吸收

牙内吸收指因创伤和感染等因素引起牙髓组织变为炎症性肉芽组织,从牙髓腔内部发生进行性的牙本质吸收。

四、牙齿外源性着色

牙颜色的改变指由各种外因和内因造成的牙齿颜色的改变,即牙齿外源性着色和牙齿变色。进入口腔的外来色素或口腔中细菌产生的色素沉积在牙面称为牙齿外源性着色。

(一)病因及临床表现

1.饮食中的色素　如长期喝茶、吸烟或嚼槟榔的人,牙齿表面特别是舌面有褐色或黑褐色着色,刷牙不能除去。牙齿的窝沟和表面粗糙处也易有着色。

2.口腔卫生不良　外来色素首先沉着于牙面的黏液膜和菌斑中。口腔卫生不良者,菌斑滞留处易有色素沉着,如近龈缘处、邻接面是经常着色的部位。随着菌斑下方牙面的脱矿,色素也可渗入牙体组织内。

3.药物　长期用氯己定(洗必泰)或高锰酸钾溶液漱口或用药物牙膏,如氯己定牙膏,可在牙面形成浅褐或深褐色着色;牙齿局部氨硝酸银浸镀治疗后,相应部位变成黑色。

4.职业性接触某些矿物质　接触铁、硫等,牙齿可着褐色;接触铜、镍、铬等,牙面易出现绿色沉着物。

5.其他因素 唾液的黏稠度、酸碱度及口腔内产色素细菌的生长,均与外来色素沉积有关。

(二)防治原则

1.保持口腔卫生,每天早晚两次正确刷牙,注意要刷净各个牙面。

2.已有色素沉积的牙面用洁治术清除,注意术后的打磨抛光。

五、牙齿变色

正常牙齿为有光泽的黄白色,因身体和(或)牙齿内发生改变所致的颜色或色泽的变化称为牙齿变色,又称为内源性牙齿着色。

牙齿变色包括局部因素造成的个别牙齿变色和全身因素引起的多数牙或全口牙齿的变色,如四环素牙、氟斑牙等。下面仅讨论个别牙齿变色问题。

(一)病因、病理和临床表现

1.牙髓出血 牙齿外伤或使用砷剂失活牙髓时牙髓血管破裂,或因拔髓时出血过多,血液渗入牙本质小管,血红蛋白分解为有色化合物使牙齿变色。血液渗入牙本质小管的深度和血红蛋白分解的程度直接影响牙齿变色的程度。外伤牙髓出血近期,牙冠呈现粉红色,随血红蛋白分解逐渐变成棕黄色;如果血液仅渗入髓腔壁牙本质浅层,日后牙冠呈现浅灰色;若已渗入牙本质的外层,则牙冠呈浅棕或灰棕色。

2.牙髓组织分解 这是牙齿变色最常见的原因。坏死牙髓产生硫化氢,与血红蛋白作用形成黑色的硫化铁。黑色素也可来自产色素的病原菌。黑色物质缓慢渗入牙本质小管,牙齿呈灰黑色或黑色。

3.食物在髓腔内堆积和(或)在产色素细菌作用下,产生有色物质进入牙本质使牙齿变色。

4.窝洞和根管内用的药物和充填材料如碘化物、金霉素,可使牙齿变为浅黄色、浅褐色或灰褐色;银汞合金和铜汞合金可使充填体周围的牙齿变黑色;酚醛树脂使牙齿呈红棕色等。

5.牙本质脱水 无髓牙失去来自牙髓的营养,牙本质脱水致使牙齿表面失去原有的半透明光泽而呈现晦暗灰色。

(二)鉴别诊断

1.潜行龋患牙冠部可呈墨浸状,看似牙齿变色,但去净龋坏腐质后,牙齿组织色泽正常。

2.严重牙内吸收患牙的牙冠呈粉红色,并非牙齿变色,而是因髓腔扩大,硬组织被吸收变薄而透出牙髓组织颜色所致。

(三)防治原则

1.牙体牙髓病治疗过程中预防牙齿变色 除净牙髓,尤其是髓角处的牙髓;前牙禁用失活剂失活牙髓;牙髓治疗时,在拔髓后彻底清洗髓腔,尽快封闭髓腔,选用不使牙齿变色的药物和材料等。

2.已治疗的无髓牙变色 用30％过氧化氢溶液从髓腔内漂白脱色。

3.脱色效果不佳者 用复合树脂直接贴面或作桩冠修复。

第三节　牙齿发育异常

人类牙齿发育是一个长期而复杂的过程,机体内外各种不利因素作用于牙齿发育的不同阶段可以造成不同类型的发育异常,如牙齿萌出异常、数目异常、形态异常和结构异常,其中多数发育异常有遗传倾向。近代分子生物学研究发现,一些牙齿发育的异常可能与特定的基因缺失或变异有关,有些可伴有全身多部位的病变。

①牙萌出异常指牙齿萌出的时间和乳牙脱落的时间异常或不能正常萌出,如早萌、迟萌、乳牙滞留和埋伏牙等;

②牙数目异常表现为额外牙、先天缺失牙和无牙畸形;

③牙形态异常包括体积和形态的异常,如过小牙、过大牙、牛牙症、融合牙、双生牙、结合牙、釉珠、畸形中央尖和牙内陷等,其中畸形中央尖和牙内陷有重要的临床诊治意义;

④牙结构异常包括釉质发育缺陷和牙本质发育缺陷。牙本质发育缺陷较少见,多有遗传因素,如遗传性乳光牙本质。釉质发育缺陷包括遗传性釉质发育不全和环境因素引起的釉质发育不全,其中环境因素引起的釉质发育不全按致病原因又可分为由营养缺乏和出疹性发热、低血钙症、局部感染和创伤等引起的釉质发育缺陷(以下统称釉质发育不全),化学物质摄入(主要为氟)引起的氟牙症,以及特发性因素导致的四环素牙和先天性梅毒牙等。

一、埋伏牙

牙齿萌出期已过而仍在颌骨组织中未能萌出的牙齿称为埋伏牙。

(一)病因

1.牙胚原位错误　牙胚距萌出点过远或位置异常。

2.萌出障碍　因邻牙畸形、乳牙早失使间隙缩小,额外牙的阻碍、幼儿期颌骨感染或外伤等所致。

3.全身性因素　遗传因素或内分泌障碍,如锁骨、颅骨发育不全症患者常有多个埋伏牙。

(二)病理

埋伏牙与其周围组织之间存在牙囊组织,一般是无炎症的。埋伏牙有一种向牙面及切端方向移动的自然趋势,遇到阻碍时则产生压力。埋伏一段时间之后,牙冠釉质表面的成釉上皮会萎缩消失,其上可能有来自牙囊的牙骨质沉积。偶见埋伏牙的牙体组织发生置换性吸收,易被误认为龋齿。

(三)临床表现和诊断

临床多见于第三磨牙,其次为上颌尖牙、第二前磨牙和额外牙等,有时有双侧的埋伏牙。一般由 X 射线检查发现。

在上颌中切牙之间,常有额外牙埋伏,可使两个中切牙之间间隙加宽。埋伏牙可对相邻的牙齿产生压迫症状,如第二磨牙受埋伏的第三磨牙压迫,发生牙根吸收,引起疼痛并继发牙髓炎和根尖周炎。偶见多年佩戴总义齿的老年患者,有埋伏牙的萌出。

(四)处理原则

1.如埋伏牙为前牙或前磨牙,牙列又有充分位置,可用外科手术和正畸方法助其萌出。

2.如已引起疼痛和压迫吸收等症状时,可根据被压迫牙位的具体情况,分别进行根管治疗、截根术、半切除术或拔除患牙。

3.如埋伏牙未出现任何症状，可不必处理。

二、额外牙

正常牙数之外多生的牙齿为额外牙。

（一）临床表现和意义

额外牙可发生于牙弓的任何部位，但大多数有一定位置。额外牙可分为两类：一类额外牙小，呈圆锥形，多见位于两个上颌中切牙之间或腭侧，称为正中额外牙。有的患者有 2～3 个正中额外牙，这类额外牙常为埋伏牙；另一类额外牙形态正常，如额外的前磨牙和切牙，在牙列中与正常牙不易区分，这类额外牙有时对称地出现。

额外牙可使邻牙迟萌、牙根吸收或错位萌出，亦可导致牙列拥挤。在前牙部位的额外牙影响患者的面容美观。

（二）处理原则

1.引起上述症状和位于牙列之外者应拔除。

2.形态和排列正常的额外牙或无症状的埋伏额外牙可不处理。

3.形态异常但已排列整齐的额外牙可用复合树脂改形修复。

三、先天缺失牙

正常牙列中，因牙胚未能形成或未能发育的缺额牙齿称为先天缺失牙，其发生可能与遗传因素有关。多见的先天缺失牙为上颌侧切牙、前磨牙、第三磨牙和下颌切牙。常为对称性缺失。询问患者无拔牙史，并拍 X 射线片除外埋伏牙后，可以诊断为先天缺失牙。

在决定滞留乳牙是否需要拔除以及正畸设计方案时，先天缺失牙是应考虑的因素之一。先天缺失的第三磨牙常导致对颌第三磨牙过长或下垂。

四、无牙畸形

多数或全部牙齿不发生称为无牙畸形。无牙畸形是全身性发育畸形的一部分表现，如遗传性外胚叶发育异常的患者，口内全部或大部分牙齿先天缺失；单纯恒牙列缺失，乳牙不受影响，是一种常染色体隐性遗传的无牙畸形。多数牙齿不发生的情况也可发生在佝偻病、先天梅毒、妊娠期母体感染或代谢障碍的患儿。诊断时需拍 X 射线片除外多个埋伏牙。处理方法为用义齿恢复咀嚼功能。

五、过小牙、锥形牙、过大牙

牙齿的大小与解剖测量平均值相比，差额超过其 2 倍标准差时，称为过小牙或过大牙。过小牙常是圆锥形，又称为锥形牙。个别牙齿过小，常见于上侧切牙、第三磨牙和额外牙。全口性过小牙很少见，可发生于外胚叶发育不良、Down 综合征及先天性脑垂体功能减退的患者。个别牙齿过大，原因不明。临床应与融合牙鉴别。

前牙区的过小牙影响面容美观，可用复合树脂改形或冠修复，恢复牙齿外形。

六、融合牙、双生牙、结合牙

1.融合牙　是 2 个或 2 个以上的正常牙胚相融合而成的，牙齿可以完全融合，也可以仅为冠融合或根融合,但无论如何,牙本质是相连通的。根管可合为一或分为二。乳、恒牙均能见到,有的融合牙有遗传倾向。有融合牙的牙列中,牙齿数目相应减少。

2.双生牙　是牙齿发生期中由一个牙胚分裂为二而形成的畸形,有分开的髓室和共同的根管。常见于下颌乳切牙,有的双生牙有遗传倾向。有双生牙的牙列中,牙齿数目不减少。

3.结合牙　为两个牙齿的牙根仅藉牙骨质相连而结合,可能是牙根形成过程中牙胚的拥挤或位置混乱所致,偶见于上颌第二和第三磨牙区。另一种结合牙是由于牙骨质增生而形成,偶见于中老年人(图 3-7)。

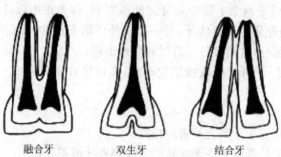

融合牙　　　双生牙　　　结合牙

图 3-7　双生牙、融合牙和结合牙的简单模式图

乳牙列的融合牙或双生牙有时不能辨别,均有可能延缓牙根的生理吸收,阻碍其继承恒牙的萌出。故应定期观察,及时拔除发生在恒前牙区的融合牙、双生牙。

牙齿大且在联合处有深沟,影响面容美观,可用磨改术和复合树脂修改牙冠形态。

七、釉珠

釉珠是附着在牙骨质表面的釉质小块,是牙齿发育时小团错位的成釉细胞或上皮根鞘某处异常分化,再度出现成釉功能而形成的釉质。通常由基本正常的釉质组成,少数情况下,中央含有牙本质。

釉珠常见为磨牙根分歧处或近颈部牙骨质上的粟粒大小球形的釉珠(图 3-8)。有时在磨牙的根分叉处有小舌状釉质突起。釉珠下方有时可见多个小孔,成为牙髓和牙周组织的交通道。

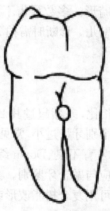

图 3-8　釉珠

一般说来,釉珠和釉质突起会影响牙龈和牙体之间的良好附着关系,引起牙周疾病,而且诊治时还妨碍龈下刮治。釉珠下方的小孔可以成为牙髓-牙周联合病变的感染途径。临床可

以磨除釉珠,必要时断面局部备洞充填。

八、畸形中央尖

畸形中央尖是牙齿在发育期间,前磨牙和磨牙成釉器形态分化异常,牙乳头组织向成釉器突起形成的釉质与牙本质的畸形。多见于黄种人,发生率为 2 %。发病原因不明。

(一)临床表现和意义

中央尖多见于前磨牙,尤以下颌第二前磨牙居多,偶见于上磨牙。可以对称地发生或同时出现在多个前磨牙上,也可只发生在一个前磨牙。

1.在前磨牙面中央窝处或颊尖三角嵴上出现一个畸形小尖。尖常呈圆锥状,基底部直径约 2 mm,游离端甚尖或成圆钝状。尖高约 2 mm,大部分由釉质组成,有时有纤细的髓角伸入。

2.当牙齿萌出并建立𬌗关系后,此尖易折断。表现为前磨牙面中央窝处有直径约 2 mm的,可与釉表面区别开来的圆圈,中央有一深色小点,为暴露牙本质或畸形尖的髓角,称为牙本质轴(图 3-9)。

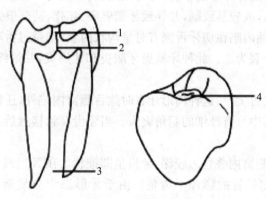

图 3-9　畸形中央尖

1.突起的牙本质轴;2.突起的小髓角;3.喇叭口根尖孔;4.折断后的牙本质轴

3.临床也见到一些畸形中央尖呈圆钝状,在咬合接触后逐渐磨损,继发牙本质形成。牙尖虽然磨平但牙髓保持正常,牙根发育正常。

4.X 射线检查可见髓室顶中心有向𬌗面中央部突起的畸形部分,并常见未发育完成的根尖部,可以帮助诊断。

5.中央尖折断或磨损后,髓角暴露,引起牙髓感染、坏死,甚至并发根尖周病。若此时牙根尚未完全形成,则由于牙乳头遭到破坏后,牙根停止发育;若牙髓感染发生在牙冠萌出不久时,牙根尚短,加上严重感染,可导致牙齿丧失。

(二)处理原则

1.圆钝而接触无碍的畸形中央尖可不处理而进行观察。

2.刚萌出的牙齿上细而尖的中央尖,为了防止其日后折断感染,可结合 X 射线片表现进行如下处理:

(1)X 射线片示有髓角突入者,可在局麻下一次去尖,形成一定深度的洞形,在严格消毒条件下直接或间接盖髓。

(2)如果 X 射线片未见有髓角伸入尖内,则可分次调磨中央尖。每次少量调磨,磨后覆以少量水门汀。每2周磨一次,促使髓角处形成修复性牙本质。

(3)刚萌出的尚未建𬌗的牙齿上的中央尖,还可采用粘接修复加固法防止其早期折断感染,通过自然磨损促使修复性牙本质形成。

3.并发牙髓炎或根尖周病的患牙,根据不同情况行根尖诱导形成术和根管治疗。牙根形成过少而又发生根尖周严重感染的患牙,或根尖周病变与龈沟相通者,则拔除。

九、牙釉内陷

牙釉内陷是牙齿在发育时期上颌切牙的成釉器形态分化异常,舌侧过度卷叠、内陷或过度增殖所形成的畸形牙齿。牙内陷包括畸形舌侧窝、畸形舌侧沟、畸形舌侧尖和牙中牙。发病原因不明,似有遗传因素,发生率为2％~5.1％。

(一)临床表现和意义

上颌侧切牙多见,上颌中切牙及下颌前牙偶见。常为双侧发生,也有发生在单侧的。

1.畸形舌侧窝　是牙内陷中最轻而较常见的一种畸形。舌侧窝出现深浅不等的囊状凹陷,与口腔相通。窝壁为发育异常的釉质,有时缺乏釉质,仅为一薄层牙本质。窝内易滞留食物残渣和菌斑,不易清洁,故较易致龋,并导致牙髓感染、坏死,甚至根尖病变。

2.畸形舌侧沟　牙釉内陷在切牙舌侧有时呈沟状内卷,沟越过舌隆凸延至根面。有时这种沟达根尖,将一牙根分裂为二。此种牙易患牙龈炎和牙周炎,并最终可导致牙周-牙髓联合病变。

3.畸形舌侧尖(指状舌尖)　这种畸形牙有时除舌侧窝内陷外,还伴有舌隆凸呈圆锥形突起,形成畸形舌侧尖。其中可有纤细的髓角突入。当牙齿有𬌗接触后,舌侧尖可以折断,直接引起牙髓感染。

4.牙中牙　有时舌侧窝内叠卷入较深,牙齿呈圆锥状。在X射线片上表现为一个小牙包于大牙中的影像,髓腔和根管的影像不清楚。由于牙形态十分复杂,易导致牙髓及根尖周疾病。

(二)处理原则

1.浅窝、短沟无症状者,不必处理。

2.畸形舌侧窝略深或已并发龋齿,可间接盖髓后作充填治疗。

3.患牙已继发牙髓炎或根尖周炎者,应作根管治疗。常规X射线片不能显示根管的三维形态,可采用CBCT帮助了解髓腔内陷畸形结构,使用根管显微镜、超声技术辅助磨除畸形内陷牙后,再行完善的根管治疗;或根管畸形不能作根管治疗,可作根尖切除手术后倒充填。

4.深舌侧沟引起牙周炎时,需行牙周治疗。如畸形舌侧沟深达根尖并发牙周炎者,则可考虑施行意向性再植术,即将该种患牙拔出,进行根管充填和充填裂沟,再将患牙行再植术,但长期效果尚需观察。

5.重度牙内陷变异形态患牙,牙髓根尖周病治疗效果差,则可选择拔牙。

十、牛牙症

牛牙症是一种奇特、异常的牙齿结构,即牙体增大,髓室异常大,延至根部,类似牛牙。该病曾经被认为仅局限在早期人类牙齿,现在已知在现代人牙中也广泛分布。

1.牛牙症可发生在乳牙或恒牙列中,但恒牙更多见。患牙几乎都是磨牙,有时单个牙发生,有时则同一象限中的多个磨牙发生:可能单侧或双侧或多个象限发生(多发性)。

2.牙冠本身无显著或异常的临床特点。

3.X射线片表现　牛牙症异常特征的最直观表现是在X射线片上。患牙常为方形而不是向牙尖部聚合缩窄的锥形。髓腔极大,髓室的根向距离远大于正常。另外,牙髓腔在牙颈部没有正常的缩窄,牙根极短。根分歧可能位于距牙根尖之上仅几个毫米处。

根据变异的程度,分为轻度、中度和重度牛牙症。重度牛牙症形态变异最大,根分歧位置接近牙根尖部,而轻度牛牙症的变异最轻。

4.当该类患牙因牙髓及根尖周疾病需行根管治疗时,会因其解剖结构的畸形变异使治疗的难度系数增加。

十一、釉质发育不全

釉质发育不全是指牙齿在发育期间,由于环境或遗传性的不利因素,致使釉质的形成和成熟发生障碍而遗留的永久性缺陷。环境因素又可分为局部和全身因素。

(一)病因

1.局部因素　主要为乳牙的感染或外伤可以直接伤害其下方正在发育的恒牙胚。如乳磨牙根尖周围的感染侵犯正在发育的恒前磨牙牙胚,造成恒前磨牙的釉质发育不全,这种釉质发育不全牙又常被称为Turner牙。

2.全身因素　凡能引起釉基质分泌和成熟障碍的全身任何变化,都有可能造成牙齿釉质发育不全。婴幼儿时期的高热疾病,如肺炎、猩红热;严重的消化不良和营养障碍,如缺乏维生素A、维生素D、磷和钙,佝偻病等;母亲在妊娠期间患风疹、毒血症等都可影响胎儿颌骨中的乳牙和第一恒磨牙的发育。但实际上,不是所有患这些疾病的儿童牙齿都受侵犯,一方面取决于这些疾病的严重程度;另一方面是因为釉质分泌与成熟的过程是一个有间歇性的过程,如果一次短暂的急性疾患正好发生在釉质形成的间歇期,则牙齿可以完全不受影响。

3.遗传因素　釉质发育不全偶尔可以出现在一个家族的几代成员中,此现象用局部和全身疾病的因素不能解释。患者的乳牙及恒牙列中的所有牙齿都表现有某种程度的受累。这种釉质发育不全被认为是遗传性的,称为遗传性釉质发育不全。

由于每种因素分别作用在釉质形成的不同阶段,损伤的程度和损伤时间的长短不一,形成了不同表现的釉质发育不全。

以上这些因素可以使成釉细胞变性、坏死,或分泌功能受抑制而不能继续沉积釉基质;若作用在基质形成后,则可以因钙自体平衡紊乱而使矿化过程障碍,致使基质发生皱褶或塌陷。上述两种情况都可以造成釉质表面永久性缺陷。

(二)病理

釉质表面缺损,厚度减少甚至完全缺失;或釉质厚度不变,仅有局限或弥散的透明度改变,即白垩状釉质。其釉柱间质增宽,渗透性较高,日后可有色素沉着,这种釉质硬度降低。

(三)临床表现

1.侵犯的牙列和牙齿

(1)牙列——乳、恒牙均可发生釉质发育不全,但乳牙少见。

(2)牙齿——发生在同一时期发育的牙齿,因此患牙是成组、对称地出现。

Turner牙最多见于上、下前磨牙或恒上切牙。程度或轻或重,从轻度釉质变棕黄色,到严重的凹陷和不规则的牙冠。因其牙冠小,釉质缺损,深褐色着色,形态不规则,常易误认为是残根。

2.按病损的程度可分为轻症和重症

(1)轻症:患牙釉质表面形态基本完整,仅部分有色泽和透明度的改变,釉质呈不透明白垩状,或呈黄褐色。釉质表面横纹明显,探之粗糙,可出现浅的凹陷或小沟。

(2)重症:牙面有实质性缺损。可见牙釉面有棕褐色深染的窝状或带状缺损,带沟宽窄不一,也可有数条平行的横沟。更严重时牙齿表面呈蜂窝状,甚至完全无釉质被覆。前牙切缘变薄,后牙𬌗面牙尖向中央聚拢或消失,釉质呈多个不规则的结节和凹陷,如桑葚状。

3.患牙易磨损、患龋。发生龋齿后进展甚快。

(四)诊断

1.釉质发育不全发生在同一时期发育和萌出的成组、对称的牙齿上。

2.釉质表面虽有黄褐色深浅不等的缺陷,但缺损处探诊光滑、质地坚硬,可与龋齿鉴别。

3.根据釉质发育不全所发生的牙位,可以推断患者牙齿发生障碍的时期。如:

$$\frac{631}{6321} \Big| \frac{136}{1236}$$

切缘处和牙尖处的缺陷,系在出生后第一年内釉质发育障碍所致;而 $\dfrac{2}{}\Big|\dfrac{2}{}$ 的切缘受累时,则可以推断障碍发生在出生第二年(图3-10)。

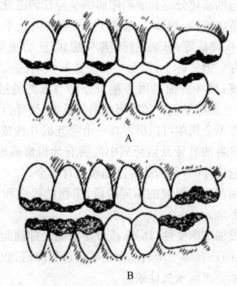

A

B

图 3-10　釉质发育不全的发病年龄

A.出生后第一年的釉质发育障碍;B.出生后第一、二年的釉质发育障碍

(五)防治原则

1.注意妇幼保健,以预防本病的发生。

2.防治乳牙列龋病,及时治疗乳磨牙的龋病及其继发病。

3.轻症釉质发育不全可不必处理。

4.缺损凹陷较深者,应作预防性充填;严重缺陷可用复合树脂贴面修复、全瓷贴面或冠修复。

5.釉质发育不全是釉质在发育期间遗留的缺陷,只是在萌出后才能发现,此时再用补充钙、磷和维生素 D 的治疗方法对该病毫无意义。

十二、氟牙症

氟牙症又称斑釉牙,是一种地方病,是牙齿发育时期人体摄入氟量过高所引起的特殊型釉质发育不全。氟牙症是地区性慢性氟中毒的一种突出症状。氟牙症集中分布的地区称为氟牙症流行区,世界五大洲各国均有过氟牙症流行的报告。我国公元 200 年时就有"齿居晋而黄"的记载;根据近代的报告,几乎全国各省区都有氟牙症流行区或慢性氟中毒区,其中山区和某些沿海地区较为严重。氟牙症的流行情况和患病程度随各地区饮水氟含量的增加而加重,如 Dean 调查的资料所显示(表 3-1)。

表 3-1　不同饮水氟浓度氟牙症患者情况

受检人数	饮水氟含量	患病率
459	0.2	1.5
263	0.4	6.1
123	0.9	12.2
447	1.3	25.3
404	2.6	73.8
189	4.4	79.8
20	14.1	100.0

(一)病因

1931 年,Churchill 首先提出饮水中氟含量过高是氟牙症的病因。1935 年,Smith 用鼠做实验,每隔 48 h 注射 2.5 %氟化钠溶液 0.6 mL,可以观察到在继续生长的切牙上每注射一次后所出现的褐色环斑,再次肯定了氟的摄入量过高导致了氟牙症。

正常人体每天需氟量仅为 0.5～1.5 mg。氟的摄入量过高引起氟牙症,严重的氟牙症可合并全身性氟骨症。氟的致死量,体重 70 kg 的成年人为 2.5～5 g,小儿仅为 0.5 g。服用致死量的氟化物后,2～4 h 内可发生死亡。

人体对氟的摄入量受许多因素的影响:

1.氟进入人体的时期　氟主要侵害釉质发育期间牙胚的成釉细胞,过多的氟只有在釉质发育矿化期进入体内,才能引起氟斑牙。

2.饮水中含氟量过高是人体氟摄入量高的主要来源　综合国内外氟牙症发病的调查报告,牙齿发育期间饮水中含氟量高于 1×10^{-6} 即可发生氟牙症,且该病的发生及其严重程度随该地区饮水中含氟量的升高而增加。根据饮水中含氟量与龋齿发病率的关系综合分析提出"饮水中含氟量为 1×10^{-6} 时,既能有防龋作用,又不至于产生氟牙症"。

3.饮食　不同地区居民的生活习惯和食物种类不一样,各种饮食的氟含量也不相同。而且饮食中的含氟量又受本地土壤、水和施用肥料中的氟含量及食物加工方式的影响而变化,如茶叶的氟含量可有 $5\sim100\times10^{-6}$ 的差别。有些地区饮水中含氟量低于 1×10^{-6},但本地居民的主食和蔬菜中氟含量高,也能影响牙齿的发育,发生氟牙症。含钙、磷和维生素 D 比例高的食物可以保护人体少受氟的毒害。动物实验证明:高钙、磷食物饲养的鼠牙对氟的敏感性最低。

4.温度 高温地区,人体饮水量大,对氟的摄入量也相应增加。

5.个体差异 个体的全身情况及生活习惯不同,对氟化物的敏感性也不一样。据文献报告:"胸腺素和促甲状腺激素对氟化物的毒性有协同作用,这两种激素分泌的变化均可引起个体对氟敏感性的差异。"个体差异可用以解释生活在同一高氟地区的人不一定都患氟牙症或严重程度也不一样的现象。

6.其他因素 由于使用含氟量高的燃料(石煤),空气中的氟化物通过呼吸进入人体,影响了氟的总摄入量。

(二)发病机制

引起氟牙症的机制尚未完全明了。有实验证明:给出生后4 d的大白鼠每千克体重注射0.1 mg的氟,可致成釉细胞内质网的轻度肿胀;加大剂量时,此作用更为明显,出现釉基质合成障碍。釉质形成时期,釉质与氟的结合率较高,以氟磷灰石的形式存在。过多的氟磷灰石引起成釉细胞的变性剥离,形成釉质发育不全。过多的氟磷灰石代替了羟磷灰石,改变了釉质正常的钙化过程。当氟化物的浓度达到一定水平时,与代谢有关的氧化还原酶受到抑制而使釉质的矿化过程发生障碍。

(三)病理

氟牙症患牙表面有一局限或弥散的云雾状不透明层。该层的表面层矿化度较高,其下层为不同程度的矿化不全区,显示有多孔性。如果这种多孔性组织占的体积较大,釉质表面就会塌陷,形成窝状缺陷。矿化不全区可伴有不同程度的着色。着色是由于患氟牙症的牙萌出后,釉基质遇光逐渐发生化学变化和(或)外来色素的渗入所致。

(四)临床表现

1.侵犯的牙列和牙齿 恒牙多见,乳牙很少见。因为乳牙釉质的形成和钙化大多在胚胎期和哺乳期。胚胎期只有极少量的氟能通过胎盘进入胎儿体内;母亲乳汁中的氟含量较稳定,并不因母体摄氟量高而增高。

侵犯的牙齿多为生活在高氟区,且正处于釉质发育矿化期的牙齿。因为氟牙症是地方病,生活在某一地区常为多年之久,故常侵犯全口的牙齿。但也可有类似釉质发育不全的成组而对称的患牙分布,如一儿童,2岁前生活在高氟区,之后随父母迁居非高氟区;恒牙萌出后氟牙症可仅表现在前牙和第一恒磨牙;如果6~7岁以后从非高氟区迁入高氟区,牙齿可能完全没有斑釉变化。

2.釉质表面有因矿化异常所形成的白垩横线、斑块,甚至整个牙齿均为白垩样釉质。有些牙齿(主要是上前牙),在萌出后呈现黄褐色或黑褐色斑块,严重时有实质性缺损。

3.氟牙症患牙耐磨性差,但对酸蚀的抵抗力强。

4.严重氟中毒时,除牙的变化以外,患者常有特种关节炎、关节强直、骨硬化症、关节病变、贫血等。严重者因脊柱硬化、折断而危及生命。

5.氟牙症指数 Dean指数(Dean等人,1942)是最早用于氟牙症流行病学调查的指数。该指数虽然对氟牙症的严重程度区别不够敏感,但具有历史意义,提供目前的调查资料与以往资料的可比性,因此至今仍在广泛应用。

TF指数(Thylstrup和Fejerskov,1978)反映了牙齿发育期间的釉质与氟化物接触的程度。根据组织学观察和釉质中氟化物浓度,结合临床表现,将氟牙症患牙分为10度。该指数已用于流行病学调查,也适用于临床诊断(图3-11)。

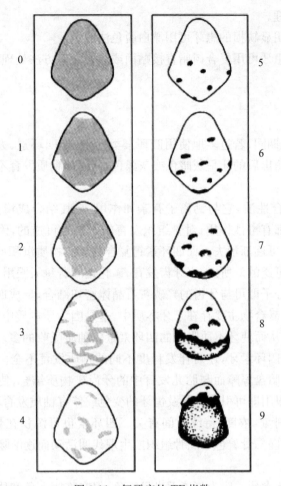

图 3-11　氟牙症的 TF 指数

0　牙面在完全吹干后,釉质的透明度正常。

1　与釉质横线相应处有窄的白垩线。

2　沿釉质横线的白垩线条更明显,相近的白垩线偶有融合。

3　有融合的不规则云雾状白垩区,白垩区之间常见加重的釉面横线。

4　全部牙面呈现明显的白垩釉质。

5　全部牙面呈现明显的白垩釉质,釉质表面有直径<2 mm 的窝状缺损。

6　数个窝状缺损水平连线排列,缺损的切颈间宽度<2 mm。

7　釉质不规则缺损<牙面的 1/2。

8　釉质外形缺损>牙面的 1/2。

9　釉质大部缺损,牙齿外形改变。

面氟中毒指数(TSIF,Horowitz 等,1984)作为 Dean 指数的补充说明,也在流行病学调查中应用。

(五)防治原则

1.改善本地不利条件,降低氟的摄入量。如选择新的含氟量适宜的水源、应用活性矾土或活性骨灰去除水源中过量的氟、调查其他影响氟摄入量过高的因素并加以改进等。

2.轻症者无须处理。

3.着色较深而无明显缺损的患牙可用漂白脱色法脱色。

4.重度有缺损的患牙可用复合树脂直接贴面或冠修复等方法处理。

十三、四环素牙

（一）病因

在牙齿发育、矿化期间,若过多地使用四环素类药物,如四环素、去甲基金霉素、金霉素、土霉素、多西环素等,萌出后的牙呈灰暗色或灰黑色,同时伴釉质发育不全,即称为四环素牙。

（二）发病机制

四环素分子有螯合性质,它与钙离子有亲和作用,与其结合成稳固的四环素钙复合物。四环素对骨骼和牙齿都有毒性作用,对骨组织发育的影响是可逆的,因为骨组织有活跃的矿物质交换作用,停药后可逐渐消失。而四环素钙复合物对矿物质沉积的抑制及对牙髓细胞合成胶原的抑制则是不可逆的。所以,当牙齿发育、矿化期间若每天服用 $0.25\sim1$ g 四环素类药物,连续数天,四环素分子即可与牙齿的羟磷灰石晶体密切结合,形成四环素钙正磷酸盐复合物,使牙齿变色。这种复合物主要存在于牙本质中,这是因为牙本质中的磷灰石晶体小,总表面积比釉质晶体的大,从而使牙本质吸收的四环素量较釉质吸收的多。在服用一定量四环素类药物后,不但能引起四环素牙,还可伴发程度不同的釉质发育不全。妊娠 4 个月以后服用四环素类药物,可通过胎盘屏障而与胎儿发育中的牙齿矿物质结合,使乳牙变色和牙齿发育障碍。幼儿期短时间服用即可引起乳牙及恒牙的变色或伴有釉质发育不全,其牙齿色泽的深浅明暗程度与服药的剂量、浓度、持续时间有关。四环素也可沉积在骨组织内,使骨组织着色,还可使骨的生长缓慢。骨着色可随骨组织的生理代谢活动而逐渐除去。

（三）临床表现

多见于恒牙。四环素牙一般为暗淡无光呈黄色,但在临床上色和质的变化程度不完全相同,可呈浅灰色、棕黄色、灰褐色或更深。若在紫外灯下观察这些牙齿能显示出特有的荧光,但随时间的推移,紫外光下不显示出特有的荧光,但并不说明它不是由四环素所引起,这可能是由于四环素暴露在日光下可加速其分解。

（四）预防和处理

为防止四环素牙的发生,妊娠 4 个月后和哺乳的母亲及 7 岁以下儿童均不宜使用四环素类药物。对四环素牙的处理可采用 30 ％过氧化氢液加热漂白脱色法或酸蚀处理牙面后光敏树脂覆盖,还可用半成品树脂牙面或瓷贴面修复。

十四、先天性梅毒牙

先天性梅毒牙是在胚胎发育后期和出生后第一个月,牙胚受梅毒螺旋体侵犯所造成的釉质和牙本质发育不全。

（一）临床表现和意义

先天性梅毒牙主要发生在 $\frac{61}{621}\bigg|\frac{16}{126}$ 牙位,其表现为(图 3-12):

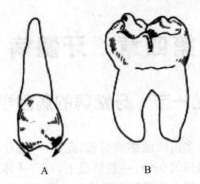

图 3-12　先天性梅毒牙

A. 半月形切牙；B. 桑葚状磨牙

1.半月形切牙　上中切牙及下中切牙切缘较牙冠中部窄，中央部有切迹，两切角圆钝，有如新月形。因牙齿形态变化使牙间空隙增大。

2.桑葚状磨牙　第一恒磨牙殆面缩小，牙尖萎缩呈一些发育不良的结节状压挤在一起。釉质呈小颗粒状，似桑葚样。牙冠短小，牙尖向中央聚拢而颈部周径大。牙齿呈暗褐色。

先天性梅毒牙可与先天性梅毒相伴发。

（二）防治原则

1.梅毒患者妊娠期间及其婴儿出生后行抗梅治疗。

2.畸形牙用光敏树脂贴面或瓷贴面、冠修复。

十五、遗传性乳光牙本质

遗传性乳光牙本质简称乳光牙，是一种少见的遗传性牙本质发育缺陷。遗传性乳光牙本质患者不分性别，可与骨发生不全、白化病或心脏畸形等并存。

（一）病因

遗传性乳光牙本质为常染色体显性遗传。遗传学研究发现其致病基因定位在 4q21 的 2 Mb 的范围内，我国学者的研究也证明致病基因在 4 号染色体上，同时发现在 DSPP、DMP1 上有无意义突变。

（二）病理

釉质基本正常。釉牙本质界平直，无凹凸相嵌形。近釉牙本质界处的薄层牙本质结构正常，其余留牙本质小管排列紊乱，管径大，数目少或无小管。牙本质内矿化不良区多，有大量间歇线。这种牙本质异常增生，使髓腔进行性变窄或消失。

（三）临床表现

乳牙和恒牙皆可发生，常为全口牙齿受侵犯。牙齿呈半透明的（乳光的）黄褐色。釉质早期与牙本质分离而剥落，牙本质暴露，使颜色更深，呈棕紫色，而且易磨损。X 射线片可见牙根短而细，牙髓腔缩小，甚至完全闭塞。追查患者的家族史，常可发现类似疾病患病。

（四）治疗原则

一般用修复的方法恢复牙列。

第四章　牙髓病

第一节　牙髓病的病因学

牙髓疾病，特别是牙髓炎，多由细菌感染引起，此外，一些化学因素和物理因素也会引起牙髓疾病。除非牙体承受极强烈的刺激，一般情况下，只有牙体组织病变达到牙髓或接近牙髓时，才发生牙髓疾病。例如，龋齿病损发展到接近牙髓、覆盖牙髓的牙本质厚度小于0.3 mm时，龋洞中的细菌产生的毒素便会刺激牙髓，引起牙髓炎。若覆盖牙本质厚度小于 0.2 mm，则细菌也可以进入牙髓。一些长期、较弱的刺激，常引起牙髓变性。

一、细菌感染

感染是牙髓病的主要病因，侵入髓腔的细菌及其毒素是牙髓病变的病源刺激物。细菌侵入的途径多数从冠方进入，也可经由根尖孔、侧副根管逆向进入髓腔。此外，感染还可以通过血运到达牙髓中。侵入牙髓的细菌主要来自口腔菌群，以兼性厌氧菌为主，牙髓的感染多为混合感染。细菌进入牙髓后，产生许多破坏牙髓组织的酶及内毒素，造成牙髓代谢紊乱、血管舒缩功能紊乱以及免疫反应等。

现将细菌进入牙髓的可能感染途径列举于下：

(一)从冠方经牙体感染

这是牙髓感染发生最多、最主要的途径。当釉质或牙骨质的完整性被破坏时，细菌可由暴露于口腔中的牙本质小管进入牙髓，或由裸露的牙髓直接侵入，引发牙髓的感染。

1.深龋　接近牙髓或已到达牙髓的深龋洞，是牙髓最常见的感染途径。

2.外伤引起的牙折　若折断面已暴露牙髓，或非常接近牙髓时，细菌可直接或通过损伤处的牙本质小管进入牙髓。

3.楔状缺损　是一种慢性损伤，常常在髓腔侧相应部位形成修复性牙本质，甚至有修复性牙本质堆积在根管口形成牙本质桥，但一般不能严密封闭。因此，楔状缺损引起牙髓感染时，缺损的深度多已接近牙颈部唇(颊)舌径的1/2。

4.畸形中央尖　发生在前磨牙上的畸形中央尖很易折断，有的在牙齿萌出刚与对颌牙齿接触时即折断；有的由于磨耗，很快中央尖内突出的髓角暴露。不论是折断还是磨耗暴露的畸形中央尖内突出的髓角，都能成为牙髓感染的途径。因此，畸形中央尖导致的牙髓感染多发生在儿童时期，往往是牙根尚未形成的时候。

5.畸形舌侧沟　多发生在上颌侧切牙，有时也可发生在中切牙。如果内卷的沟底缺乏釉质，而牙本质也很薄时，或沟底继发龋齿，细菌都可能侵入牙髓。

6.严重的磨损　𬌗面严重磨损的患牙，往往在髓室顶处形成大量的修复性牙本质，也往往在髓角处形成纤细而突出的、不含牙髓组织的间隙，这种结构容易暴露髓腔成为感染途径，而且不易查出，应当加以注意。

7.隐裂　牙齿隐裂纹达到牙髓时，便成为牙髓的感染途径。隐裂的微隙中常并发龋坏，易成为牙髓的感染源。隐裂多发生于磨牙，尤以上、下颌第一磨牙多见。

（二）从牙根逆向感染

1.牙周炎时的深牙周袋 深达根尖或接近根尖的牙周袋,感染可以进入根尖孔或侧支根管侵犯牙髓,引起逆行性牙髓炎。磨牙根分叉处多有来自髓室底的副根管开口,牙周病变波及根分叉时,感染通过这些细小的侧支引起相应部位局限的炎症,常在侧支根管口处形成凝固性坏死并发生钙变。

2.牙根裂 牙根发生纵裂时,往往在裂缝的相应部位形成窄细而深的牙周袋,这种袋内的感染可以通过根裂缝直接进入牙髓。

（三）血源性感染

菌血症或脓毒血症时,细菌可随血液进入牙髓,引起牙髓感染,此种情况极为少见。此外,牙髓发生非感染性病变,如牙髓变性时,易发生血源性的继发感染。外伤使根尖部的牙髓血管折断、扭转,发生血运障碍而使牙髓坏死时,多发生继发感染,感染是经血源传入的。

二、化学刺激

在治疗龋齿时,使用刺激性强的药物,如酚、硝酸银等窝洞消毒剂,尤其是用于深龋治疗时,常引起对牙髓的刺激,使牙髓发生病变。在用复合树脂充填时,直接在牙本质上进行强酸蚀,也可刺激牙髓而发生病变。近髓深洞用调和较稀的磷酸锌黏固剂垫底,其凝固前释放的游离酸对牙髓有刺激作用。因此,使用消毒剂或充填材料不当都会造成对牙髓的刺激,使牙髓发生不同的病变,如牙髓变性、牙髓炎,甚至牙髓坏死。在日常生活中,过酸的食物,如未成熟的果酸常常引起牙齿感觉过敏。如果牙本质暴露,接触酸、甜食物时也会产生牙齿敏感,这是因为化学刺激引起牙髓充血所表现的症状,为可复性反应。但是,在牙体病损接近牙髓时,这些化学刺激也会引起不可复的牙髓炎症反应。

三、物理因素

较强的温度刺激会引起牙髓反应,无损伤的牙齿接受口腔黏膜能耐受的温度时,一般不会引起牙髓严重的反应。但温度骤然的改变,如饮热茶、热汤后立即进食过冷的食物,便会引起牙髓充血,甚至转化为牙髓炎。临床上,对牙髓的温度刺激主要来自备洞时操作不当,产生过高的热刺激牙髓。持续不断地切割牙齿组织;钻磨时产生的牙齿组织粉末与未清除的唾液混合成糊状,不易散热;使用高速钻时无降温措施;从一点深入使喷水不能达钻针上,都会造成对牙髓的严重损伤。使用气涡轮机备洞时,即使在降温条件下轻轻点磨,当磨至牙本质厚度的近髓1/3时便会产生严重的牙髓反应,不过这种反应可以没有临床症状,日后也会产生第三期牙本质。在进行银汞合金充填时,深洞未采用护髓措施,直接将合金充填在牙本质深层,金属便会传导温度刺激牙髓。

电流也会刺激牙髓,如使用电活力测试仪器不当,瞬时电流过大。少数情况下,口腔中存在两种不同的金属修复体,可由唾液作为电解液而产生微电流,尤其是当两种金属较为接近或在咬合时接触,可以引起疼痛,长时间后也可以引起牙髓炎。

此外,压力、创伤等也会造成牙髓的损伤。制备窝洞时,钻磨牙本质或手用器械所施加的压力对牙髓都有不同程度的刺激。用空气吹干窝洞时,可造成牙本质脱水,刺激牙髓。急性外伤,如撞伤或摔伤,可使牙髓组织在根尖孔处部分或全部撕断,引起牙髓炎症或坏死。长期接受较轻的创伤,如咬合创伤,常引起牙髓充血,日久可因血液循环障碍而形成牙髓坏死。

牙髓疾病除上述发病因素外,还有一些牙髓病变原因不明,如牙髓钙化、髓石的形成,虽然多见于用氢氧化钙作护髓剂保存活髓的患牙,但许多髓石都未发现明确的原因。纤维性变也未查出确切的原因,只是在有咬合创伤及牙周病的患牙中多见这种病变。牙内吸收也属原因不明的病变,可能与创伤有关,活髓切断术后的患牙和外科正畸后的患牙也常见有牙内吸收的发生。

第二节　牙髓病的分类

一、病理学分类

在组织病理学上,一般将牙髓状态分为正常牙髓和病变牙髓两种,生活牙髓在组织学上变异很大,所谓"正常牙髓"和各种不同类型的"病变牙髓"常存在着各种移行阶段和重叠现象。对于病变牙髓一直沿用如下分类:

1. 牙髓充血

(1)生理性牙髓充血。

(2)病理性牙髓充血。

2. 急性牙髓炎

(1)急性浆液性牙髓炎。

(2)急性化脓性牙髓炎。

3. 慢性牙髓炎

(1)慢性闭锁性牙髓炎。

(2)慢性溃疡性牙髓炎。

(3)慢性增生性牙髓炎。

4. 牙髓坏死

5. 牙髓退变

(1)空泡性变。

(2)纤维性变。

(3)网状萎缩。

(4)钙化。

6. 牙内吸收。

二、临床分类

在临床工作中,对于不构成临床症状的各种牙髓退行性变无需进行临床上的诊断和处理,对于能够明确判断的牙髓坏死和牙内吸收也无诊断名词的多重性。但对于牙髓炎,临床医师需要对牙髓的病理状态及其恢复能力作出正确的估计,以判断哪些患牙可通过实施一些临床保护措施保留其生活状态,哪些患牙则必须摘除牙髓进行完善的治疗。从临床治疗的角度出发,对牙髓病理状态的推断实际上只对治疗方法的选择提供一个参考。因此,临床上根据牙髓病的临床表现和治疗预后分为:

1. 可复性牙髓炎。

2.不可复性牙髓炎

(1)急性牙髓炎,包括慢性牙髓炎急性发作。

(2)慢性牙髓炎,包括残髓炎。

(3)逆行性牙髓炎。

3.髓石。

4.牙内吸收。

5.牙髓坏死。

第三节 牙髓病的病理变化

牙髓组织内血运丰富,但血液循环和淋巴循环都只能通过狭小的根尖孔,为终支循环,缺乏侧支循环。因此,牙髓对外界刺激而产生的病理变化往往发展为难以恢复的后果。例如发生牙髓炎时,即使除去刺激,炎症也难以康复。牙髓血管的管壁较身体其他部位者薄,一般牙髓小动脉管壁的厚度相当于身体其他部位毛细血管壁的厚度。在成牙本质细胞层下有大量毛细血管网,对外界刺激反应灵敏,如果牙髓发炎,毛细血管压力增加,血管内渗出的液体也增加,炎症区的压力增大。但由于牙髓的无定形基质有一定的黏稠度,髓腔内由刺激引起的压力增高常局限在病损牙髓的局部而不能分散到整个髓腔内,这样炎症便受到局限而不易扩散。由于增龄变化,老年人牙髓基质的黏稠度减低,相对而言,老年人患牙髓炎时炎症所产生的压力较易扩散,易造成弥散性炎症。但因纤维增多,血运减少,炎症进展速度缓慢;根尖孔缩窄,炎症不易扩散到根尖周区。牙髓炎时,炎症渗出物不断增多,组织压不断增高,牙髓腔缺乏可让性,缺少可供渗出物停留的空间,从而使牙髓腔内微循环的静脉部分发生阻塞,造成局部组织的低氧或无氧,发生组织坏死。坏死组织将释放出更多的破坏性产物,使更多的毛细血管通透性增加,更多的液体从毛细血管渗出,组织压也进一步升高。如果反应较为局限时,除去刺激后局部可能有个别细胞或少数细胞坏死,坏死的细胞处有钙盐沉积从而成为钙化中心,在髓腔内形成大小不等的髓石。炎症牙髓的恢复与血液供给有密切关系,例如发生在磨牙髓室底处副根管的逆行感染,常在其副根管口处形成局灶性牙髓炎,由于对牙髓主要血液循环的影响不大,常常只在炎症的局部发生凝固性坏死,坏死组织随即钙化。由邻面颈部龋引起的牙髓炎,其损伤发生在主根管口附近,冠髓的血液循环将受到影响,即使在炎症早期采取盖髓治疗也难使冠髓恢复。

牙髓的毛细血管对外界反应敏感,在牙体硬组织病变发展到牙本质深层却尚未暴露牙髓时,便可以发生牙髓充血,这时牙髓的血管扩张、血液充盈,血管壁的通透性增加但尚无炎症细胞浸润。这种病理变化是可以恢复的,只要除去刺激便可消除充血引起的变化。

如果血浆渗出增多,牙髓发生水肿,充血便会发展为炎症。由于牙髓接受刺激多为长期缓慢的刺激,牙髓多表现为慢性炎症,但在刺激强度加大或机体抵抗力降低时,慢性炎症便会转化为急性炎症。临床病例多见由慢性牙髓炎转化为急性牙髓炎者,单纯的急性牙髓炎少见;急性牙髓炎在致病毒力减弱或身体抵抗力增强时,或经过不彻底的治疗时,又可以转化为慢性牙髓炎。

急性牙髓炎可分为浆液性和化脓性炎症。急性浆液性牙髓炎的病理变化是血管扩张、充血,血浆由血管壁渗出而形成牙髓组织水肿,并有多形核白细胞渗出,在炎症组织相应部位的成牙本质细胞坏死。由慢性牙髓炎转化为急性牙髓炎时,除主要为多形核白细胞外,仍可见到慢性炎症细胞浸润。牙髓炎症可以局限在冠髓,也可以弥散于全部牙髓。急性化脓性牙髓炎则表现为大量的白细胞浸润,在浸润中心区白细胞坏死、液化,形成脓液充满于脓腔中。可以形成一个或几个小脓腔,特别是由慢性闭锁性牙髓炎转化为急性化脓性牙髓炎时,多呈散在的小脓腔遍布于冠髓和根髓。相应部位的成牙本质细胞坏死。

慢性牙髓炎的病理变化有三型,即慢性闭锁性牙髓炎、慢性溃疡性牙髓炎和慢性增生性牙髓炎。慢性牙髓炎时,除有慢性炎症细胞浸润外,常有局部组织增生或变性。①慢性闭锁性牙髓炎的病理变化为组织中出现大量的淋巴细胞,并有新生的血管增殖。有时病变部位的牙髓可以被结缔组织包绕而局限。如果细菌毒力没有增强,外界又无新的感染侵入时,被包绕的病变暂时不会向周围发展而在较长时期内维持这种状态。但是,当身体抵抗力降低或病原毒力增强时,也可以转化为急性牙髓炎。若长期处于慢性状态,牙髓组织也可以发生退行性变或逐渐坏死。慢性闭锁性牙髓炎还可以表现为遍布于牙髓中的许多局灶性坏死;②慢性溃疡性牙髓炎时,由于覆盖牙髓的硬组织受到破坏(多为龋齿引起),使牙髓外露形成溃疡。溃疡表面为坏死组织,其下方牙髓中血管充血,有大量淋巴细胞浸润,再下方则纤维组织增多,还可能出现钙化物沉积,似有使暴露牙髓处的穿髓孔愈合的趋势,但事实上这些不规则的钙化物并不能修复穿髓孔。慢性溃疡性牙髓炎在治疗时拔除的牙髓,肉眼观察呈条索状,近穿孔处的牙髓呈暗红色,深层为淤血状红色,更深部则为粉红色,而近根尖处则为半透明的白色条索,接近正常牙髓的状态。晚期,患牙的根尖周组织多因炎症产物经过根髓的血管或淋巴管的传导而受染,常有轻微炎症,若在这时拔除的牙髓,则变为糟脆、全部淤血的状态;③慢性增生性牙髓炎较为少见,一般发生在年轻患者,患牙有较宽广的龋洞,并有较大穿髓孔。其病理变化表现为牙髓组织增生并转化为炎症性肉芽组织,由穿髓孔突出于龋洞中,形成牙髓息肉。其中有大量炎症细胞浸润,并有丰富的血管,但神经纤维很少。息肉表面有上皮细胞覆盖,上皮是由口腔黏膜脱落的上皮细胞附着在肉芽组织表面增殖而成。息肉深部的牙髓组织也多转化为炎性肉芽组织,并可合并有牙内吸收。根尖周组织也可有慢性炎症细胞浸润。

逆行性牙髓炎的炎症反应开始于根髓,由于长期经受牙周感染的刺激,并因牙齿松动后继发的咬合创伤,常于发生炎症之前牙髓已有变性。由于炎症开始于根髓,易导致牙髓坏死;但多根牙的冠髓血运仍可来自牙周病变较轻的根尖孔,只形成个别根髓坏死。

残髓炎则为经不彻底的牙髓治疗后在根管中残留的根髓的炎症,残髓组织中有慢性炎症细胞浸润。

慢性、较弱的刺激常引起牙髓变性。例如遭受慢性咬合创伤、磨损、侵蚀等的患牙,牙髓多有退行性变。另外,生理性的增龄变化也可使牙髓发生退行性变,即组织发生营养不良,纤维增多,细胞血管减少,牙髓活力也减退。有的慢性刺激能使牙髓组织中形成一些小的钙化物,或多或少地散在于牙髓组织中,称为髓石,小的髓石可由钙质继续沉积而增大。髓石还可以表现为细小砂粒状,布满于牙髓组织中。钙质在牙髓组织中沉积可以使牙髓腔堵塞、闭锁,但是对 X 射线片上无根管影像的牙齿进行组织学观察,发现其根管不是完全闭锁,而在大量钙质沉积物中有极细小的间隙,其中还有残存的牙髓组织,细胞可能已坏死,并继发感染,引起根尖周炎。若钙质沉积很快,常有牙髓细胞被包埋在钙化物质中,称为骨样牙本质。

牙髓受到某种刺激后还可以发生肉芽性变,即牙髓组织转化为炎性肉芽组织,小血管增殖,大量炎症细胞浸润,近髓腔壁处的肉芽组织分化成破牙本质细胞,将髓腔壁吸收为不规则的陷窝状,陷窝内可以发现破牙本质细胞。牙内吸收的机制尚不十分清楚,可能与牙髓的肉芽性变和前期牙本质、成牙本质细胞损伤有关。目前对牙内吸收的解释如下:牙髓组织的某一局部分化出类似破骨细胞的多形核巨细胞,因其持续性吸收牙本质,又称其为"破牙本质细胞"。它在行使吸收牙根的功能时,需与细胞外一种含有精氨酸-氨基乙酸-天冬氨酸序列(RGD)的蛋白位点结合后才能启动吸收。RGD蛋白位于组织矿化面的钙盐晶体上,正常情况下成熟的牙本质和牙骨质中才含有此种蛋白,而未矿化的前期牙本质和成牙本质细胞层均不存在这些蛋白位点。因此,前期牙本质和成牙本质细胞层成为防止内吸收的重要屏障。当这些组织、细胞受到损伤,在炎症存在的情况下,破牙本质细胞活性被激发,结合到暴露的RGD位点,则启动吸收过程。

炎症和退行性变的继续发展,常导致牙髓坏死。一些退行性变的结果有大量纤维增生,而细胞数目和体积明显减少,逐渐失去活力,转化为渐进性坏死。镜下可见大量干化的纤维、小而稀疏的细胞,不存在血管。渐进性坏死在即将失去活力时,有时有继发感染而合并牙髓炎症。一般牙髓坏死后,组织随即分解,在镜下呈无结构状。

第四节　牙髓病的临床诊断思路和方法

临床上许多既没有自觉症状也没有不良反应的牙齿,其牙髓也可能存在着组织病理变化,其中最常见的是牙髓退行性变。这些牙髓的变化并不损害牙齿的功能,没有临床诊断及治疗意义。另外,在临床诊断和治疗时无法采用活体组织检查,即使是治疗过程中切断或拔除的牙髓,由于手术对组织的损伤而难以得到准确的组织学诊断,而且是治疗后才取得的诊断,对指导治疗的意义不大。故牙髓疾病不能利用组织学手段来确诊。目前对牙髓病的诊断仍是临床诊断,虽然与病理学诊断的吻合性尚有差距,但用以指导治疗设计是很有价值的。牙髓病的临床诊断要点是确诊牙髓病的类型和确定患牙。要准确地诊断牙髓病,特别是确定牙髓炎患牙,应当采用三步骤的诊断方法,即分步骤循序渐进地从初步印象到准确判断,排除其他可能性,验证判断的准确性,以求不发生误诊。

第一步骤:了解患者的主诉症状。牙髓炎时的疼痛具有一定特性,通过询问病史可以了解到疼痛的性质、严重程度等,从而判断所发生的疼痛是否可能来自牙髓炎患牙。牙髓炎症的初期,牙髓处于充血状态,温度刺激尤其是冷刺激可以引起极敏感的一过性疼痛,刺激除去后,疼痛很快消失,且疼痛范围局限。这时还未出现自发痛,这种初期的病变一般是可以恢复的。是否出现自发痛也是区别牙髓炎是否可复的标志之一。可复性牙髓炎时只有温度刺激痛,到了不可复性牙髓炎时则不但温度激发痛加重,还存在有自发性痛。不可复性牙髓炎时的自发痛为阵发性发作,交替出现疼痛与间歇;一般多在夜间发作,发作时间与间歇时间的长短不定,每天发作的次数也不定,一般在急性炎症时发作频繁。疼痛不局限在患牙而为放射性痛(牵涉痛),一般放射区域的大小与牙髓病变的范围有关,当牙髓组织内有散在、广泛的病变时,放射痛的区域也广泛。这时,温度刺激将引起持续时间长且呈放射性的剧痛。如果发展到牙髓坏死,患者会感到从温度刺激引起剧痛而转变为对温度刺激没有反应。如果患者诉说的疼痛症状符合以上性质,便可初步判断为牙髓病引起的疼痛并进行第二步骤的检查。

第二步骤:查病因。排查有无可能引起牙髓病的患牙。首先检查疼痛侧牙齿有无引起牙髓感染的途径;检查是否存在近髓或已达牙髓的深龋洞,特别要注意龋病好发而又较隐蔽的牙面,如牙齿邻面颈部、排列紊乱牙齿相邻的牙面、潜掘性龋等。同时要检查其他非龋牙体疾病造成的感染途径,并根据病史询问和检查判断有否接受过有刺激的消毒药物或充填材料,从治疗时间和治疗过程中患者的感受考虑是否接受过有强刺激的治疗操作或检查。如果发现有上述可能发生牙髓病的患牙存在,便可得到进一步的印象,即牙髓病的可能性很大。如果只查到一颗明显的可疑牙齿便不再寻找其他可疑牙,也不进行进一步检查就草率地确诊,常导致误诊。即使确实只存在一颗可疑牙,也应进行第三步骤以验证判断的准确性。如果存在几个可疑的患牙,或未发现可疑牙,都应进行进一步的检查,结合第三步骤综合分析和判断,以取得准确的诊断。

第三步骤:确定患牙和验证是否患牙髓炎。患急性牙髓炎时,疼痛呈放射性,患者往往感觉疼痛的牙位不是真正的患牙,而且疼痛的部位不是局限的,是包括较宽的区域,一般放射的区域在同一侧,只有前牙有时放射到对侧。放射痛给确诊患牙增加了困难,如不反复验证,易导致误诊。牙髓炎时,牙髓对温度刺激的反应有了改变,即牙髓的感觉更灵敏或变迟钝,故可以利用温度试验来验证是否患牙髓炎,同时确定患牙。因此,第三步骤即可用温度试验来判断。可用冷或热测试牙面,冷测可用小冰棒放在牙面上观察牙齿反应。取直径约为 0.5 cm、长约 5 cm 的聚乙烯小管,一端加热使管口封闭成为只有一端开口的小管,注水于小管内使其充满,直立放于普通冰箱的冰室内致冷,冻结后即成为小冰棒。用时从冰箱中取出放于手中稍加热,便可慢慢挤出冰棒头使用。也可用小棉球蘸化学挥发剂,如四氟乙烷、氯乙烷或乙醚,放在牙面上测试。热测可将牙胶棒加热后进行测试。牙齿对温度的反应受年龄、病变等的影响,个体差异也大,没有可供参考的指标,故必须以个人的正常牙做对照,从对比中判断反应。最好先测试对照牙,再试可疑牙。选择同名牙为对照牙较好,如果同名牙丧失或有病变,可选用邻牙中与可疑牙萌出时间接近且体积相当的牙齿。一般在牙齿的唇、颊面测试,后牙舌面亦可,因为这些牙面不受磨耗等的影响。测试牙面应是没有病损或充填物的活髓牙牙面。测试对照牙与可疑牙时,两者被测试的条件应尽量一致,例如在相应的牙面、用相同的测试法、用相同的刺激强度等,以便于对比。禁用两个可疑的牙齿互相对比,也不要在无对照的情况下只根据患牙对测试的反应判断患牙状态。试验结果可以有以下几种反应:①正常:出现短暂的轻度感觉反应(如凉、热、刺激传入等),该反应随刺激源的撤除而立即消失,患牙的反应程度和时间与对照牙相同;②敏感:反应速度快,疼痛程度强,持续时间长。一过性敏感,指测试牙对温度刺激(尤其是冷刺激)反应迅速而短暂,有轻度痛觉,一般为可复性牙髓炎的反应;激发痛,指测试时引起较剧烈的疼痛,且持续较长时间,一般为急性牙髓炎;有的急性化脓性牙髓炎,热刺激引起剧痛,冷刺激反而使疼痛缓解;③迟钝:测试后片刻才有反应,或施加强烈刺激时才有微弱的感觉;有时在测试片刻后感觉一阵较为剧烈的疼痛,称为迟缓反应性痛。多发生在慢性牙髓炎或部分牙髓已坏死的病例;④无反应:反复测试,加大刺激强度均无反应者,一般为失去牙髓活力的死髓牙或经过牙髓治疗的无髓牙。温度试验的结果一般都很明确,大多数病例都能确诊。有的病例较难判断时,要结合其他所见,反复检查,综合分析,方能取得正确的结论。

电活力测验只用于反映患牙牙髓活力的有无,不能指示不同的病理状态。在相同的电流输出档位下,测试牙与对照牙的电测值之差大于 10 时,表示测试牙的牙髓活力与正常有差异。如电测值到达最大时测试牙仍无反应,表示牙髓已无活力。因此,临床上对电测反应的描述仅为正常和无反应。在临床应用时还要注意电测反应的假阳性和假阴性问题。刚萌出的牙齿和新近外伤患牙电测活力常有假阴性现象出现。

有些患牙没有明显的牙体病变,诊断较为困难,可行叩诊,患牙多有较为异常的反应,这时再行温度试验便能确诊。有的病例需要行 X 射线检查,有助于发现邻面龋和潜行龋,可以判断牙根裂、牙根吸收、牙内吸收和髓石等。当上、下颌都存在可疑牙齿,温度试验又难以确定时,可用麻醉法鉴别,即行上颌或下颌的麻醉,如麻醉后疼痛消失,则患牙在被麻醉的一侧。同时有两个牙齿患牙髓炎的情况较为少见,在诊断时必须慎重。有极少数病例诊断十分困难时,可行诊断性治疗,如难以辨别是可复性牙髓炎还是不可复性慢性牙髓炎时,可先采用护髓治疗,从疗效判断所患牙髓病属于前者或后者。不能分辨是三叉神经痛还是髓石引起的痛时,可行牙髓治疗,以治疗效果确诊。

第五节　牙髓病的临床表现和诊断

一、可复性牙髓炎

可复性牙髓炎是牙髓的早期炎症,这一阶段的病理变化以牙髓充血为主,当病原刺激去除后,充血状态可以逆转。可复性牙髓炎有明确的临床诊断指征,对保存牙齿的活髓有重要意义。

可复性牙髓炎多由深龋引起。其他牙体病损波及牙本质时,或接受过度的温度刺激时,也会引起可复性牙髓炎。此外,咬合创伤使根尖部牙周膜充血、水肿,也可以波及牙髓,引起充血,出现可复性牙髓炎的症状。

(一)临床表现

患牙遇温度刺激时痛,尤对冷刺激敏感,疼痛范围多局限在患牙,一般不放射到较远的区域,刺激除去后症状立即缓解,无自发痛。

(二)诊断

根据临床症状,即没有自发痛或自发痛史,检查时多有深龋洞,且除去龋坏牙本质后也未暴露牙髓;或者存在咬合创伤,有早接触的牙齿;或有创伤史:温度试验时,特别是冷试验时,反应迅速、短暂、敏感、疼痛区域较局限者,可判断为可复性牙髓炎。

二、不可复性牙髓炎

不可复性牙髓炎往往继牙髓充血而来,其病理变化不可能恢复。当刺激较弱,机体抵抗力较强时,牙髓充血多发展为慢性牙髓炎;一旦机体抵抗力低或刺激加重时,则发展为急性牙髓炎。临床常见的急性牙髓炎多由慢性牙髓炎转化而来。另外,由牙周途径感染从根尖孔或侧副根管侵入牙髓导致的牙髓炎症也属不可复性,称为逆行性牙髓炎。

(一)急性牙髓炎

1.临床表现　急性牙髓炎的患者常常是因为发生剧烈疼痛而就诊的,多半因深龋洞内的感染传到牙髓发生牙髓的急性炎症所致。慢性牙髓炎急性发作的患者在就诊前多曾有过受到温度刺激或化学刺激时引起疼痛的病史,有的也可能有过自发痛史。急性牙髓炎的疼痛性质主要具备下列特点：

（1）自发性痛：在不接受任何刺激时忽然发生疼痛。特别是在夜间，入睡后可因牙痛而醒来，或因痛不能入睡。自发痛可能是因为牙髓炎症灶局部压力增高，压迫牙髓痛觉神经末梢而引起的，也可能是由牙髓神经受炎症产物的刺激引起的。夜间，尤其是平卧时，头部血流增加，髓腔内由炎症引起的压力也增大，因此夜间疼痛较日间重。自发痛的剧烈程度受病变性质、范围等的影响，如化脓性炎症或病变范围较大时，疼痛都较为剧烈。有的急性牙髓炎患者疼痛发作时，颇有痛不欲生的感觉，这时如钻开患牙髓腔会有大量脓血由穿髓孔喷出，并且疼痛立即缓解。当牙髓病出现自发痛时，说明牙髓已有明显的急性或慢性炎症。

（2）阵发性痛：疼痛为阵发性发作，即疼痛发生时有剧烈难以忍受的牙痛，但在一阵疼痛之后，有一段不痛的间隔时期。疼痛发作与间歇的时间长短不定，病损较重者，疼痛发作的时间越长，间歇期越短。当牙髓组织发生严重的化脓性病变时，疼痛非常剧烈，可能为连续不断的疼痛，但仍具有轻重程度的交替间隔，即在一直疼痛的情况下，有阵发加重的现象。

（3）放射痛（牵涉痛）：疼痛部位不只局限在患牙，而是放射到颌面部、头颈部较广的范围。放射区可以包括患牙在内，也可以不包括患牙。有时上颌牙齿发生牙髓炎，而患者感觉是下颌牙痛；前牙患病，也可能感觉后牙痛。这种特性增加了判断患牙的困难，诊断时应加以注意。研究发现支配大鼠上、下颌第一磨牙牙髓神经元在三叉神经节的分布区存在着明显的交叉与重叠现象，并发现大鼠在三叉神经节内有的神经元可主管两个牙齿的感觉。这些事实可能部分地解释了牙髓炎时发生放射痛的机制。对294例牙髓炎时的放射痛情况的调查发现，患牙位置与放射痛发生的部位有一定规律性，但也存在着许多重叠现象。不同的牙可有共同的放射区，而不同的放射区又可能来自一颗牙齿。全口任何一颗牙齿都可以放射到颞部：前牙痛可以放射到后牙，后牙痛也可以放射到前牙。放射痛与患牙疼痛程度有关，牙痛剧烈时，放射区的范围广泛；牙痛减轻时，放射的范围缩小。此外，放射痛是患者的主观感觉，受其主观因素的影响，因此放射痛的部位，只能作为临床诊断时的参考，不能作为临床诊断的依据。大多数患牙放射的部位都牵连另外的牙齿，因此容易造成对患牙的误诊，应当加以注意。除了少数前牙外，一般放射痛不牵连对侧牙颌区域。

（4）温度刺激引起或加重疼痛：牙髓炎时冷、热刺激都可以引起疼痛；若在疼痛发作时接受冷热刺激，则可使疼痛加剧。有些化脓性牙髓炎或部分牙髓坏死的患牙，对热刺激极为敏感，比口腔温度略高的刺激即可引起剧痛，而冷刺激则能缓解疼痛。临床常见有患者自行口含冷水止痛的现象。牙髓炎时疼痛与牙髓腔内压力增高有密切关系，正常牙髓腔内压力约1.3 kPa（10 mmHg）。牙髓炎时炎症灶的局部压力增高，若达到2.0 kPa（35 mmHg）时，则炎症为不可逆反应。牙髓炎时疼痛阈值降低，正常牙齿能耐受的刺激也可以引起疼痛。热刺激使血管扩张，牙髓内的压力增高，压迫神经引起疼痛。热刺激引起牙本质小管中的液体流动即可以引起疼痛。冷刺激引起疼痛是因为冷使釉质收缩，釉质与牙本质膨胀系数的不同，产生不相应的体积改变的效应，激发痛觉神经产生疼痛。当牙髓化脓或部分坏死时，则牙髓周缘的疼痛感受器已不存活，因而冷刺激不引起疼痛，并能使牙髓深部的血管收缩，牙髓内压力降低而缓解疼痛。

2.诊断　急性牙髓炎时，常常具有典型的疼痛症状，诊断并不困难。但由于存在放射痛，增加了确诊患牙的难度。应仔细分析,反复验证,避免误诊。若按牙髓炎临床诊断的三步骤进行,较易取得确切的诊断。①问诊:问疼痛性质,是否符合自发痛、阵发性发作、放射痛和温度刺激引起疼痛的规律;②查病源:检查疼痛一侧是否存在有深龋洞及其他能感染牙髓的途径;查是否有接受过有刺激性充填材料的患牙;结合病史查是否有接受过不合理治疗的患牙;③温度试验:对可疑牙进行温度试验(应与对照牙相比),急性牙髓炎的患牙在接受温度试验时常反应疼痛。一些患牙,牙髓炎症处于晚期时,以热测试检查更易获得阳性结果,多表现为迟缓反应性疼痛。

(二)慢性牙髓炎

慢性牙髓炎是临床上最常见的一型,多由深龋导致牙髓的慢性炎症,临床症状不典型,有些病例可没有自发性痛。慢性牙髓炎也可由牙髓的急性炎症得到引流转化而来。反之,慢性牙髓炎患者机体抵抗力减低或局部引流不畅时,牙髓又会转化为急性牙髓炎,即慢性牙髓炎急性发作。

慢性牙髓炎依据病理变化可分为慢性闭锁性牙髓炎、慢性溃疡性牙髓炎和慢性增生性牙髓炎,临床上还有一种特殊的表现,即残髓炎。

1. 慢性闭锁性牙髓炎

(1)临床表现:慢性闭锁性牙髓炎为牙髓病中最常见的一型。主要表现为患牙遇温度刺激时疼痛,此种激发痛有放射到患侧头部、颌面部较广区域的特性,且在刺激除去后疼痛仍持续一段时间。可有自发痛,但不明显,发作也不频繁;一般多为每天下午或夜间有一次或几次自发性钝痛,持续时间在 30 min 左右,呈放射痛。有的病例缺乏明确的自发痛史,但多有长期的冷热痛史。

(2)诊断:对于龋齿引起的慢性闭锁性牙髓炎,应在除去龋坏组织的过程中注意龋洞的各种表现。当清除洞内的食物残渣及已崩解的龋坏组织后,应仔细查看有无露髓孔。若证实没有露髓孔,则进一步用挖匙除去软化牙本质,若术中见已穿髓,则不论腐质去净与否,都应诊断为慢性闭锁性牙髓炎。若腐质除净仍未露髓,但有自发痛史;或在除腐质过程中,患者感觉不敏感,近髓处的牙本质颜色较深,叩诊有不适感,都应怀疑为慢性牙髓炎。此时结合温度试验结果,最好用热测试,如患牙反应有持续时间较长的疼痛,且有放射特性,则可诊断为慢性闭锁性牙髓炎。有少数病例没有自发痛和自发痛史,除净腐质后又未见露髓者较难判断牙髓的状态,如果洞底极敏感,在除腐质时患者感觉疼痛,近髓处透出牙髓的粉红色者,多为可复性牙髓炎;如果洞底在近髓处也不敏感时,应仔细鉴别是慢性牙髓炎还是可复性牙髓炎,慢性牙髓炎多有轻微叩痛。如果很难判断时,可行诊断性治疗,即先按可复性牙髓炎治疗方案行间接盖髓术,观察结果,若症状消失,活力反应正常,则可除外慢性闭锁性牙髓炎。

2. 慢性溃疡性牙髓炎　慢性溃疡性牙髓炎时髓腔开放,多发生在龋洞较宽大,且腐质容易在咀嚼时崩解者;急性牙髓炎行开髓处理后未继续做进一步治疗者,可转化为慢性溃疡性牙髓炎。

(1)临床表现:一般没有自发性疼痛,但可能有自发痛史。主要症状是患牙遇温度刺激时痛,刺激除去后疼痛仍持续一段时间;进食酸、甜食物或食物落入龋洞中,均能引起疼痛。激发痛有放射性特征。若露髓孔小或牙髓溃疡面的坏死组织增多时,也可以出现自发性钝痛。

慢性溃疡性牙髓炎的晚期,根髓也有炎症或变性,有咬合不适感。牙齿外伤折断露髓后,若未经牙髓治疗,也可形成慢性溃疡性牙髓炎,这种情况食物不易附着于溃疡处,只是温度刺激时才引起疼痛。

(2)诊断:慢性溃疡性牙髓炎的诊断较为容易,可根据患牙遇温度刺激时痛,检查时有暴露的穿髓孔,但暴露的牙髓没有增生而诊断。要注意检查那些细微的穿髓孔,特别是细小的髓角。若熟悉髓腔形态并注意检查,则不难发现。慢性溃疡性牙髓炎可划分为早期和晚期,早期者穿髓孔处的牙髓极敏感,为鲜红色,叩诊无不适反应。晚期,穿髓孔处无血,但探入深部有探痛,有时出血,叩诊有轻微痛。

3.慢性增生性牙髓炎 慢性增生性牙髓炎多发生在青少年患者,龋损发展快并有大的穿髓孔时。牙髓组织局部增殖,突出在穿髓孔外,充满于龋洞中形成牙髓息肉。慢性增生性牙髓炎在临床较为少见。

(1)临床表现:慢性增生性牙髓炎多无明显疼痛症状,患者多因牙髓息肉而就诊。龋洞内充满息肉,进食时易出血(图4-1)或有轻微疼痛,有时对较强的温度刺激反应为钝痛。牙髓息肉为由穿髓孔处突出到龋洞内的炎性肉芽组织,息肉大小不一,有的只有小米粒大,大的可充满龋洞甚至突出洞口。龋洞有宽敞的开口,多只剩下釉质壁。患者长期不用患侧咀嚼,因而患侧多有失用性牙石堆积,伴有龈缘红肿。牙髓息肉很少含有神经,对探诊不敏感,但易出血,因为息肉是含有许多血管的炎性肉芽组织。息肉表面光滑,因有上皮覆盖。

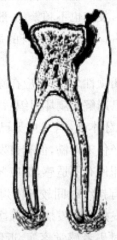

图4-1 慢性增生性牙髓炎

(2)诊断:慢性增生性牙髓炎主要根据有较大龋洞且洞内有增生的牙髓息肉而作出诊断。检查息肉时要仔细查明息肉的来源,若为从穿髓孔处突出者,并与邻面的牙龈乳头无联系,则排除牙龈息肉;还要查清髓室底是否有破坏,若有破坏,则要鉴别息肉与髓底穿通处的牙周膜相连还是与根管口处的根髓相连(图4-2)。若息肉与牙髓组织相连,则诊断为慢性增生性牙髓炎。必要时可借助X射线检查查看髓底是否有破坏,以鉴别息肉来源;X射线检查的意义还在于检查髓腔、根管的形态,辨别是否伴有牙内吸收。

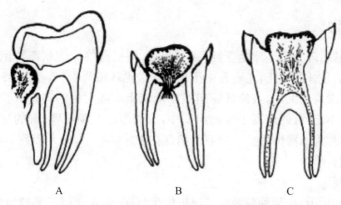

图 4-2　牙髓息肉与牙龈息肉的鉴别

A. 牙龈息肉；B. 牙周膜由髓底破裂处长入龋洞的息肉；C. 牙髓息肉

4.残髓炎　经过牙髓治疗的患牙,在根管系统内的残留牙髓发生炎症,称为残髓炎。残髓炎可发生于任何牙髓治疗方法的术后,最常见于干髓术后,治疗后近期或远期均可发生,有的病例在术后数月出现,有的也可以在术后数年发生。此外,活髓切断术失败、牙髓塑化治疗时对所留残髓塑化不全、牙髓塑化治疗时或根管治疗时遗漏个别根管未拔牙髓也未处理根管者,均可继发残髓炎。残髓炎一般发生在后牙,尤以磨牙多见,残留牙髓多在根管较深处。

(1)临床表现:残髓炎的临床表现为牙痛,主要是咬合痛和冷热刺激痛,有不典型的自发性痛。冷热刺激时痛的时间较长,刺激除去片刻后才能缓解,并呈放射特性。有时有较剧烈的自发痛,夜间痛,发作较频繁的阵发性痛。

(2)诊断:残髓炎的诊断依据是:①有牙髓治疗史;②符合上述临床表现的疼痛症状;③叩诊轻微痛;④强热测验有反应或引起迟缓反应性痛;⑤在前4条的基础上除去原治疗时的充填物,探入根管时疼痛。残髓炎时冠髓已被除去,而且只残留有部分根髓,因此行温度试验时必须有强刺激才能测出,观察反应时要稍候片刻,因残髓的反应迟缓。

(三)逆行性牙髓炎

逆行性牙髓炎为牙髓感染通过根尖孔引起,牙髓炎症首先开始于根髓。在牙根的根尖1/3处往往存在许多侧支根管,所以在牙周病变尚未完全破坏到牙根尖时,感染也可以通过这些侧支根管引起逆行性牙髓炎。在磨牙髓室底处也有副根管,牙周组织破坏到根分叉处,感染也会从这些侧支传入牙髓。这种逆行感染的牙髓炎症往往较为局限,可在局部形成凝固性坏死,若上述的牙髓炎症极为局限,尚未影响牙髓从主根管来的主要血运,且未出现明显的临床症状,可以不加诊断和处理。当根髓的炎症波及大部分或全部牙髓时,则会出现急、慢性牙髓炎的症状。

1.临床表现　逆行性牙髓炎时,患牙有深牙周袋,松动,牙周溢脓,多无龋洞,遇温度刺激时疼痛,刺激除去片刻后,疼痛才逐渐缓解,疼痛有放射特性。有时有自发性痛,处于急性炎症状态时自发性、阵发性痛发作频繁,可达相当剧烈的程度。患牙多有咬合痛,夜间痛明显。

2.诊断　逆行性牙髓炎的诊断依据是:①有自发或自发痛史;②疼痛为阵发性发作,并有放射痛;③检查时见患牙牙龈红肿,有深达根尖或接近根尖的牙周袋;④温度试验引起疼痛。有的多根牙,牙周袋最深的一个牙根的根髓可能坏死,这种情况行温度试验时,可能在深牙周袋一侧的牙面感觉迟钝或反应微弱,而测试另一牙面时则反应疼痛。

三、牙髓钙化

牙髓最常见的病理变化是牙髓变性,种类很多,但引起临床症状需要治疗的不多。与临床关系较为密切的是牙髓钙化,主要是由于牙髓血液循环障碍,营养不良,细胞变性成为钙化中心,钙盐在其周围层层沉积,致使牙髓组织中形成微小或大块的钙盐沉积物,又称为髓石。髓石的大小、数目不定,有的游离于牙髓组织中,有的附着在髓腔壁,有的却呈无数细砂粒状布满髓腔,后者又称为弥漫性钙变。髓石普遍存在于牙髓腔中,但大多数不出现症状,也没有危害,不需要处理。

(一)临床表现

某些含髓石的牙齿,在某种刺激的情况下发生疼痛,症状颇似三叉神经痛,常常为剧烈的阵发性、放射性痛,放射区域与三叉神经分布区域一致;有时表现为偏头痛。疼痛与温度刺激的关系不明显。夜间、日间均可发作,但夜间痛较重。有的病例疼痛与运动有关,常常在患者跑跳时,有随运动节奏的起伏跳痛。

(二)诊断

对有疼痛症状的髓石的诊断依据是:①符合髓石疼痛的临床表现;②温度试验与对照牙相似;③电活力试验明显迟钝或敏感;④X射线片示髓腔内有阻射的圆球状钙化物;尤其是在近根管口处出现较大的钙化物影像时,更易引起疼痛。临床确诊为髓石引起的疼痛十分困难,有时不得不行诊断性治疗,即进行牙髓治疗后观察效果,疼痛缓解者可确诊为髓石痛。如症状未缓解,则为三叉神经痛。

四、牙内吸收

牙内吸收(internal resorption of dentine)临床上多发生于乳牙,恒牙偶有发生。恒牙内吸收多见于活髓切断术后的牙齿、受过外伤的牙齿、再植牙、做过髓腔预备或牙体预备的牙齿以及用外科正畸术矫正牙列时手术范围内的牙齿,长时期处于慢性咬合创伤的患牙也有发生内吸收者,慢性增生性牙髓炎常合并根管内吸收。

(一)临床表现

牙内吸收可能缺乏自觉症状。有症状者表现为自发性、阵发性、放射性痛,温度刺激引起疼痛。髓室壁发生内吸收时,室壁逐渐变薄,变为炎症性肉芽组织的牙髓充满于增大的髓腔中,以至牙髓的颜色透过髓腔壁而使牙冠变为粉红色。若内吸收发生在根管壁,则牙冠的颜色没有改变,但有可能造成病理性根折。

(二)诊断

牙内吸收的主要诊断依据为:①上述临床表现;②温度试验引起疼痛;③X射线片示髓腔有对称性不规则的扩大,也可见内吸收的阴影穿通根管壁与牙周膜间隙相通。

(三)治疗

牙内吸收首选根管治疗术,术中应注意彻底除去牙髓组织,以避免其继续吸收髓腔壁,可在机械方法去除牙髓预备根管后,用5.25%次氯酸钠浸泡髓腔,再用热牙胶垂直加压技术充填根管,可达到较满意的严密封闭根管的效果。如果髓腔壁吸收过多甚至有穿通时,易发生病理性根折,应当拔除患牙。

五、牙髓坏死

牙髓炎若未得到治疗,其终结是牙髓坏死。牙髓变性也可导致牙髓坏死。有外伤史或正畸治疗史的牙齿常发生牙髓组织退行性变,纤维增多交织成网,细胞变少、变小,发展为渐进性坏死。有的渐进性坏死的牙髓继发感染,合并炎症,产生疼痛。

（一）临床表现

牙髓坏死一般没有自觉症状。由于牙髓坏死多继发于牙髓炎而来,故多有急、慢性牙髓炎病史或有外伤史。牙冠变为灰色或黑色。经常能见到深达牙髓的龋洞,并且探入髓腔时没有感觉。牙髓渐进性坏死合并感染时,患牙可有自发痛、阵发性痛、放射痛。无牙体疾病的患牙可表现为牙体颜色灰黄,光泽变暗。

（二）诊断

牙冠变色,探针由露髓的龋洞探入髓腔时无感觉,温度及电活力测验无反应。无牙体疾病的患牙常可追问出外伤史或牙齿治疗史。

第五章　根管治疗术

第一节　根管治疗概论

一、临床常用拔髓针方法及类型

（一）拔髓通常使用拔髓针

拔髓针有"0""00"和"000"的型号之分,根管粗大时选择"0"的拔髓针,根管细小时,选择"000"的拔髓根据以往临床经验,选择拔髓针时,应细一号,也就是说,如根管直径应该使用"00"的拔髓针,实际上应使用"000"的拔髓针。这样使用,可防止拔髓针折断在根管内。特别是弯根管更要注意,以防断针。

（二）活髓牙应在局麻下或采用牙髓失活法去髓

为避免拔髓不净,原则上应术前拍片,了解根管的结构,尽量使用新的拔髓针。基本的拔髓操作步骤如下:拔髓针插入根管深约 2/3 处,轻轻旋转使根髓绕在拔髓针上,然后抽出。牙髓颜色和结构因病变程度而不同,正常牙髓拔出呈条索状,有韧性,色粉红;牙髓坏色者则呈苍白色,或呈瘀血的红褐色;如为腐败性细菌感染则有恶臭。

（三）慢性炎症的牙髓拔除

对于慢性炎症的牙髓,组织较糟脆,很难完整拔出,未拔净的牙髓可用拔髓针或 10 号"K"形锉插入根管内,轻轻振动,然后用 3 ％双氧水过氧化氢和生理盐水反复交替冲洗,使腐败物质与新生态氧形成的泡沫一起冲出根管。

（四）双针术

正常情况下,对于外伤露髓或意外穿髓的前牙可以将拔髓针插到牙根 2/3 以下,尽量接近根尖孔,旋转180°将牙髓拔出。对于根管特别粗大的前牙,还可以考虑双针术拔髓。

先用 75 ％的酒精消毒洞口及根管口,参照牙根实际长度,先用光滑髓针,沿远中根管侧壁慢慢插入根尖 1/3 部,稍加晃动,使牙髓与根管壁稍有分离,给倒钩髓针制造一条通路。同法在近中制造通路,然后用两根倒钩髓针在近远中沿通路插至根尖 1/3 部,中途如有阻力,不可勉强深入,两针柄交叉同时旋转180°,钩住根髓拔除。操作时避免粗暴动作,以免断于根管内,不易取出。双针术在临床实践中能够较好的固定牙髓组织,完整拔除牙髓组织的成功率更高,避免将牙髓组织撕碎造成拔髓不全,不失为值得推广的一种好方法。

（五）后牙拔髓

后牙根管仅使用拔髓针很难完全拔净牙髓,尤其是后牙处在牙髓炎晚期,牙髓组织朽坏,拔髓后往往容易残留根尖部牙髓组织。这会引起术后疼痛,影响疗效。具体处理方法是:用小号锉(15～20 号,建议不要超过 25 号),稍加力,反复提拉(注意是提拉)。这样反复几次,如果根管不是很弯(小于 30°),一般都能到达根尖,再用"00"或"000"的拔髓针,插到无法深入处,轻轻旋转,再拉出来,通常能看到拔髓针尖端有很小很小的牙髓组织。

（六）残髓拔除

如根管内有残髓,可将干髓液(对苯二酚的乙醇饱和液)棉捻在根管内封 5～7 d(根内失活法,再行下一步处置)。

（七）EDTA 的作用

拔髓前在根管内滴加少许 EDTA,可起到润滑作用,使牙髓更容易地从根管中完整拔出。这是一种特别有效的方法,应贯穿在所有复杂的拔髓操作中。润滑作用仅仅是 EDTA 的作用之一。

与 Ca 螯合使根管内壁的硬组织脱钙软化,有溶解牙本质的作用,既可节省机械预备的时间,又可协助扩大狭窄和阻塞的根管,具有清洁作用,最佳效能时间 15 min;具有明显的抗微生物性能,对软组织中度刺激,无毒。也可用作根管冲洗,对器械无腐蚀。使牙本质小管管口开放,增加药物对牙本质的渗透。EDTA 作用广泛,是近年来比较推崇的一种口内用药。如果临床复诊中不可避免的出现因残髓而致的根管探痛,应在髓腔内注射碧兰麻,然后将残髓彻底拔除干净。

拔髓针拔完牙髓后很难将拔髓针清洗干净,有一种简单快捷的方法,具体操作如下:右手拿一根牙刷,左手拿拔髓针,用牙刷从针尖向柄刷,同时用水冲,最多两下就可以洗干净。如果不行,可左手拿针顺时针旋转。

二、根充后髓腔垫底的临床依据

根管治疗最后要做永久充填,在永久充填之前必须先在根充完毕后垫底。

（一）垫底的目的

1. 封闭髓底（封闭牙本质小管）。

2. 如果经治疗后的牙发生继发性牙髓炎,去充填物和寻找根根管比较方便容易行根管再治疗。

3. 对咬合时产生巨大的合力有一种缓冲作用,从而避免了应力集中而使牙冠劈开的可能性,垫底材料的强度也没有银汞和其他永久充填材料强度高,这就相当于牙本质支撑牙釉质,对咬合时产生巨大的合力有一种缓冲作用,从而避免了应力集中而使牙冠劈开的可能性,原理跟龋洞充填备洞要去除无基釉一样。

4. 节省永久性充填材料,双层垫底可保证永久充添材料对髓底刺激,尤其是冷热刺激。

（二）垫底方法

1. 常规垫底为氧化锌＋磷酸锌双层垫底,磷酸锌粘固粉作为双层垫底的第二层。垫底的厚度大于等于 5 mm。因磷酸锌为中度酸,不可作为深龋的第一层垫底。

2. 简单的永久充填只要氧化锌＋水门汀双层垫底就可以。氧化锌粘固粉:一般作为第一层垫底,对压髓无刺激。还可用于暂封和固定义齿的试带粘固。

3. 简单的永久充填也可只要羧酸锌一层垫底。

4. 如果是做银汞永久充填,必须氧化锌＋磷酸锌双层垫底,磷酸锌垫底能承受牙咬合形成银汞对髓的冲击力,抗压强度大防止受力后将出现塌陷。另垫底防止汞渗透到牙槽骨。

5. 需要做桩的牙不可以水门汀垫底,如果做冠修复,则须垫底,但是不建议使用氧化锌,因为它干固后收缩比较大,受力后将出现塌陷。

但对于需要做冠修复的牙,有的同行并不建议做垫底。在国外一般垫底方法是使用小球钻(无齿)将根管口和多余的牙胶磨除,形成倒凹状,然后对髓室底部进行酸蚀处理,最后涂布封闭剂(透明的)。垫底的目的之一是防止微小渗漏。

三、根管治疗中主牙胶尖的选择和处理

现代的根管充填技术是通过向预备好的根管充入牙胶和封闭剂达到高度的致密性、良好的锥度、精确的长度、所有根管空间(包括分支、侧支、峡部、交通支)的完善封填。

根据对牙胶的加压方式不同分侧方加压和垂直加压,根据牙胶的温度不同分为冷牙胶充填和热牙胶充填,不管哪种加压和充填方式都是牙胶为主封闭剂为辅;牙胶尖充填根管的主体部分,封闭剂只是用来弥补牙胶的收缩,填补牙胶尖和牙胶尖之间的缝隙,同时也起到牙胶在根管中润滑的作用;在热牙胶垂直加压的根管充填中封闭剂就用的更少了,只是主尖的尖端蘸一点,在以牙胶为主的充填过程中主牙胶尖的选择就显得更加重要了,不但要能充填根管的主体部分,而且要严密封闭根管的根尖狭窄部,既要达到封闭严密又要防止超填。

(一)主尖选择原则

首选锥度等于或稍小于主锉,粗细型号等同于主锉,比如主锉是 8 % 25#,首选 6 % 25#,如果粗了选择 6 % 20#,如果细了选择 6 % 30#。主尖合适后在尖端3mm要有牵拉感,而且施加合适的力量主尖也不会超出狭窄部。

(二)主尖的修切

如果主尖是 21~24 号或 26~29 号就需要自己制作主尖。要用手术刀切,不能用剪刀剪,切出来的断面是圆的,剪出来的断面是扁的。

(三)主尖定做

主尖修切好后为了主尖断面锋利的边缘变圆滑,也为了主尖的尖端更好地适应根尖达到更好的封闭狭窄部,可以用修切后的主尖尖端在氯仿或热水中蘸一下后快速插入工作长度让软化的尖端适合根管情况,相当于定做的主尖,密封效果会更好。

(四)主尖消毒

试好后的主尖经 X 射线片评价合适后要放入 2.5 % 的次氯酸钠中消毒备用,一般 3 min 就可以达到消毒标准,然后充填时用气枪吹干,不能用棉球或纱布擦。

(五)根管湿润下试主尖

因为真正根管充填时由于有封闭剂根管是湿润的,所以试主尖时根管也不要彻底干燥,通过临床中发现,同样的根管同样的主尖在根管干燥和湿润下主尖进入的深度不一样。

(六)主尖的质量

不同品牌的牙胶尖不光在价格上有区别,在锥度和尖端直径的精确度上也是有区别的,另牙胶尖也是有保质期的,时间过了保质期的牙胶尖缺乏韧性,试主尖过程中容易断在根管内。

四、根管预备操作技巧

口腔科医生每天都要面对根管治疗,有的时候真的是很让医生们头痛。说实话,钙化根管基本就是硬通,但是有硬通的诀窍。首先 X 射线片呈现的时候,医生们的头就已经开始大了,先别慌,心态是最重要的,谁都不能保证哪个根管一定能通开,所以术前一定要和患者沟通好,尽量通开。

干髓术后多年的根管,这个不但要看根管走向,更重要的是看根尖,一般根尖有阴影的绝大多数都能通开,根尖没有阴影的、根管形态几乎看不到的就归为根管治疗难度较高的根管。

干髓术后的髓腔基本上都是已经完全打开的,清晰可见的是有点钙化的根管口,用探针探诊根管口,确认是入口后,疏通根管就可以开始了。通根管必备工具就是"先锋锉",型号有6号、8号、10号、12号、15号,先锋锉的坚韧对治疗那是相当给力的。还有 GG 钻 1～5 号。

在初试探根管是否通畅时一定要沉着、稳住、冷静,先在髓腔内放一点次氯酸钠,用最小号的锉循根管走向渐进,轻轻提拉,有紧缩感,再向下捻一点,锉针继续向下,再提拉,辅助 EDTA 润滑循序渐进。当遇到阻力时千万不要硬用力向下,这样有的时候会适得其反地使锉针弯曲折断或者根管内容物嵌在根管的细小部位,越用力堵就越严重,再想疏通只能是难上加难。还有就是细小锉针可以进到根尖区时也不要高兴太早,更不要急于拉出锉针测量工作长度,要保持浮标位置小幅度上下提拉,保证管道顺畅直到锉针无阻力再拉出,此时也不要着急换下一支锉针,清洗拉出的锉针,根管冲洗,辅助润滑剂,还是刚刚那支锉针再次进入根管,如果非常顺畅那就可以换下一支锉针了,记住一定要反复提拉达到根管壁光滑。

有很多根管只能疏通一半,用我们的话说就是根管下面很硬,像石头一样,仍然要保持耐心,还是用最小的锉针一点一点捻,如果针很容易就弯曲了,根管上半部又很通畅的话,那么就换大一号的锉继续,寻找和感受那种被卡住的感觉,只要有被卡住的感觉,这根根管一定可以畅通无阻。

根管不是一天通开的,更不是一次就能通开的,治疗时要掌握操作时间和随时观看患者的反应,很有可能下次复诊时很快就会疏通的。根管治疗的复诊患者预约时间时一定要合理安排,留出充裕的时间操作很有必要,治疗前也需要提前做好准备,充足的准备也是迎接成功到来的开始。

五、根管冲洗的重要性

第一,感染微生物及其代谢产物;第二,牙髓组织,包括坏死的或者活髓组织;第三,生物膜。以上三样东西都是感染根管本来就存在的东西,也是我们主要的清理目标。第四样东西是我们预备根管时才产生的,叫做玷污层。换句话说,没有机械预备到的根管壁是不存在玷污层的。这些概念一定要清楚,只有这样才能有针对性地进行有效清洗。一些现代根管治疗关于根管冲洗的新最终清洗剂概念,液体动力消毒法。

(一)根管清洗剂

现在还没有一款根管清洗剂能够胜任全部的根管清洗任务,这就是我们为什么还要用组合清洗这样复杂的技术方法的原因。组合清洗是有顺序的使用不同的消毒清洗剂来达到对根管的清洗目的。

任何一款或者组合使用根管清洗剂,必须要注意清洗剂的浓度、作用时间、使用频率、使用剂量这几个关键要素,离开了这几个要素去谈根管消毒剂的使用都是没有任何意义的。

1. 次氯酸纳($NaOCl$)　组织溶解剂,溶解死/活组织是其最主要的作用,还有一定的抗菌作用(中等程度的抗菌性),对根管内毒素几乎没有作用。主要针对根管内的有机物的清理。最大的问题是除了味道不好之外,它的细胞毒性是我们需要非常关注的。

(1)完成髓腔进入初预备:$NaOCl$ 须先于根管器械进入髓腔和根管系统,$NaOCl$ 冲洗、浸泡作用应贯穿整个根管预备全过程。

(2)扩锉根管时:可用锉针蘸取 EDTA 凝胶进入根管伴随操作,以提供机械预备的润滑作用。每更换一支预备器械,根管均需用 $2\sim5$ mL $NaOCl$ 溶液冲洗,并保证髓腔内总是充满

NaOCl 以增加化学消毒的有效作用时间。

(3)根尖部的根管预备:至少预备到 35 号,以容纳 30 号 Navi 冲洗针头插入并接近根尖。

(4)机械预备全部完成应充分冲洗:须用大剂量 NaOCl 对每个根管进行充分冲洗,随后再用 5 mL EDTA 溶液冲洗 1 mm 以清除玷污层。

(5)超声荡洗:1～3 min。

(6)终末冲洗:采用 NaOCl,每个根管冲洗液量至少 2 mL,彻底中和 EDTA 的酸性,并使 NaOCl 渗入开放的牙本质小管中。

(7)终末冲洗:也可选用 2 ％CHX,尤其是再治疗病例。使用 CHX 冲洗前,须先用水或 95 ％乙醇冲洗以去除 NaOCl 的影响。

(8)根管充填前:可选择应用 95 ％乙醇冲洗,每个根管用量 3 mL,以干燥根管并降低管壁的表面张力。

2.EDTA 螯合剂,主要对象——根管内的玷污层。主要针对根管内的无机物,不可替代 NaOCl 的作用,无灭菌作用,可以联合使用。最大的问题是在对无机物的作用上,会侵蚀到管周牙本质,因此也不是最好的清洗剂。EDTA 的使用方法:一种方式是使用注射器等工具将 EDTA 充满髓腔,利用根管锉预备时将 EDTA 带入根管;另一种方式是直接片各凝胶状 EDTA 涂抹于根管锉的螺纹中,每一次机械预备时将 EDTA 带入根管。在每使用一个型号的根管锉进行根管预备后,都要使用 NaOCl 溶液等冲洗液大量、频繁、无压力的冲洗根管,以避免 EDTA 残留于根管中。因为研究表明:EDTA 钙离子螯合剂短时间使用可以帮助扩大狭小钙化的根管,但长时间则造成牙本质软化,使其受到医源性损害。切记对于根管钙化不同的疑难病历,不可将 EDTA 暂封于根管或髓腔中。

3.新型冲洗剂 MTAD 为 3 ％的强力霉素、4.25 ％柠檬酸以及清洗剂的混合物。作为最终冲洗剂,综合作用评价优于 EDTA,抗菌作用优于 NaOCl,是很有前途的一种新型冲洗剂。

(二)冲洗方式:主动/被动冲洗

根管冲洗方式不是只有简单的一种。传统的针管冲洗称为被动冲洗,要求操作者不加可压力的情况下冲洗根管,这就意味着是没有任何动力的情况下清洗根管。这种冲洗方式非常明显地存在一个先天不足,那就是清洗剂在根管内不能有效地交换,清洗效果就大打折扣。有一点必须要强调的是,根尖区的清洗效果取决于两个主要因素:根尖的锥体形态和根尖区的大小。

主动冲洗方式的引入是根管冲洗技术的进步。所谓主动冲洗,就是在根管内对液体施加一定的能量,使清洗剂产生流体动力学改变,从而达到消毒、清洗根管的目的。最常见的,大家比较熟悉的就是超声荡洗法。

超声荡洗,既要不接触到根管壁,又要尽可能地深入根管狭窄部位,在实际操作中有相当的难度,尤其对于弯曲细小的根管,其使用有一定的局限性。

六、根测仪使用注意要点

如果在进口根测仪和 X 射线片机之间选择,首选根测仪,性价比高、无辐射、实用性强、主机重量仅 0.9 kg。性能特点:超大液晶屏幕,精确调整屏幕角度,方便医生读取数值;独特根尖狭窄区域图像放大显示;实时显示锉在根管中的运动轨迹,预先校准数据;带牙髓活力测量功能;铝合金外罩容易更换消毒方便;LIMH 充电电池,长寿命,电量充电显示;可以选择与 PC 界面在外接显示器上展示锉的运动轨迹。

(一)根管长度测定需要注意的问题

1. 确保唇钩完全接触患者的口腔黏膜。

2. 检查所有的连接。

3. 过多的传导液体会在牙根管间或和金属物或牙冠间形成传导,请用纸尖干燥牙齿根管增加精确度。

4. 确保根管锉针刚好穿过根尖孔顶孔,一个松动的根管锉针将给出不正确的读数,所以要选择粗细合适的扩大针。

5. 根尖孔大的根管,由于根尖病灶牙根被吸收的牙齿,或者牙根发育不全,测得的根管操作长度比实际的根管短,所以不能正确地测定根管操作长度。根尖孔过于粗大的根管还是做根尖诱导好。

6. 骨或牙齿周围韧带松动(通过 X 射线片指出)可能引起不正确的读数。根尖周组织破坏欲的可能读数不准确。

7. 如果电池电量低,需将设备接入网电源(外电源)。

8. 扩大针接触金属修复物,将会形成接地电流,会导致不准确。

9. 如果牙齿根管太干燥,须将 NaCl 或生理盐水注入根管下 1/2 处。

10. 有血液溢出根管口的根管　正在出血的根管,测定中血液溢出根管口,与牙龈呈通电状态,不能正确地测定根管操作长度。完全止血后再进行根管测定。

11. 牙冠部损坏　牙冠部损坏,牙龈的一部分组织接触到根管开口处的窝,因根管与牙龈之间通电而引起误动作,不能进行准确的测定。用绝缘物如粘固粉隔离后,方可进行测定。

12. 牙根有裂缝或根折　需要测定的牙齿有裂缝,有裂缝的牙齿会引起漏电,因而不能进行准确测定。部分牙片看不清的靠近牙颈部的根折,根管针刚进去就报警,须注意,髓室底穿通或侧壁穿通也如此。

13. 装有金属全冠或银汞充填修复体与牙龈接触　因为金属修复体的边缘与牙龈接触,测定时,根管针与金属修复体接触后会引起误动作。根管上部的孔稍微钻得大一点,避免根管针接触金属修复体。

14. 用牙胶充填过的根管重新治疗　用牙胶充填过的根管重新治疗时,根管内的牙胶没有完全清除干净的话,呈绝缘状态。用细的根管针穿通根尖孔,注入少量生理盐水,然后再进行测定。

15. 有时实际的根尖孔与根尖的解剖学位置相差很大(特别是融合根或弯曲根管),根尖孔稍偏向牙冠一侧的根管并不是罕见。由于 X 射线角度问题,不能正确拍摄到根尖或根尖孔,会产生根管针前端没有到达根尖孔的错觉。然而根测仪显示是对的,须鉴别。

16. 髓腔预备,用 G 钻等预备根管上 2/3。这样牙本质肩领已去掉,避免了工作长度的变化。

17. 通过根测仪,牙片,手感共同确定的根管长度才是最正确的。用了根测仪后,患者的术后反应大大降低,根测仪出了根尖孔要报警,这样锉针出根尖孔的机会几乎没有。

七、根管封药疼痛的临床处理要点

（一）对于操作失误损伤根尖导致患牙叩痛的处理方法

患牙先用樟脑酚引流一次隔日复诊，一定要用刺激性小的药物引流，如樟脑酚或木馏油。复诊时生理盐水冲洗根管，用棉捻使根管干燥。氢氧化钙糊剂加碘仿调和，用光滑针缠上棉捻蘸上调配好的糊剂送入根管，再把多余的糊剂用棉花包住全部封在髓腔，一周复诊。

（二）对于药物（甲醛甲酚或失活药剂）刺激引起的患牙叩痛的处理方法

患牙先用樟脑酚引流一次隔日复诊，一定要用刺激性小的药物引流，樟脑酚或木馏油。复诊时生理盐水冲洗根管，用棉捻使根管干燥。氢氧化钙糊剂（粉）＋碘仿＋地米（粉）用碘甘油调和（生理盐水和甲硝唑液体都可以，关键是选择刺激比较小的），用光滑针缠上棉捻蘸上调配好的糊剂送入根管，再把多余的糊剂用棉花包住全部封在髓腔，一周复诊。

（三）对于叩痛一直未消除的患牙（根管带渗血，封药就痛的牙）处理方法

患牙先樟脑酚引流一次隔日复诊，一定要用刺激性小的药物引流，如樟脑酚或木馏油。复诊时生理盐水冲洗根管，用棉捻使根管干燥。氢氧化钙糊剂（粉）＋碘仿＋甲硝唑（粉）用碘甘油调和，用光滑针缠上棉捻蘸上调配好的糊剂送入根管，再把多余的核剂用棉花包住全部封在髓腔，一周复诊。氢氧化钙[$Ca(OH)_2$]根管内封药对于病程长、长期渗出、疼痛、根尖区破坏较大的病例效果明确。

（四）恒牙根尖发育不全的根充方法

氢氧化糊剂（粉）＋碘仿＋甲硝唑（粉）用氢氧化钙糊剂液体调和，用螺旋根充糊剂输送针按根管长度进行根管充填。根切手术进行根管倒充，氢氧化钙糊剂是首选药物。

根管治疗对牙髓病及根尖周病疗效好，一般患牙经根管预备，常规根管内冲洗，封药后无症状即可充填。但对一些难治愈的患牙，常规根管封药疗效不理想。

甲醛甲酚、樟脑酚作为传统的根管内封药广泛应用于临床，但因其有较强的细胞毒性，对根尖周组织有刺激性，使治疗过程延长。

碘仿具有高效抗腐性，与组织亲和力强能缓慢溶解于组织液、脂肪和某些细菌代谢产物中，并有较高的抑菌力，对组织无刺激性，起到杀菌、产生持久的消毒除臭作用，吸收根管内渗出物，消除根尖周炎症，对根尖周症状改善有疗效，能促进根尖周组织病灶愈合。

氢氧化钙具有多种药理作用及良好的杀菌性，可诱导根尖闭合，杀灭感染根管内的微生物，消除根管内炎症，且对根尖周组织的毒性小；还可促进根尖周结缔组织分化，促进碱性磷酸酶活性，使根管壁沉积类牙骨质和类骨质，具有延长牙根、封闭根尖孔的作用。对严重的根尖病损，尽管经过彻底清创和消毒，但仍会有持续性的渗出，而氢氧化钙则具有很强的干燥根管作用。氢氧化钙加碘仿封药，比樟脑酚加碘仿及甲醛甲酚等传统根管内换药安全有效，既可作为短期封药，也可作为长期封药使用，充分发挥两者的药理作用，能有效减少复诊次数，缩短疗程，减少患者痛苦，较其他根管内消毒药物有优越性；同时避免了因机械和药物刺激引起的治疗后疼痛反应，减少外界感染机会，提高治疗效果。

第二节 根管治疗技术

一、热牙胶垂直加压技术

1967 年,Schilder 提出热牙胶垂直充填技术,他的观点主要是以最少的封闭剂和最大量的牙胶三维充填根管,包括侧支根管和副根管。

将根管预备成连续的锥形并彻底清理后进行试主牙胶尖,这是根管治疗成功与否的关键步骤。首先通过 X 射线片确定根尖终点的位置,主牙胶尖在根管内达到这个长度,并在根尖区应当有"紧缩感",使主牙胶尖与根管尽可能密贴,然后切除牙胶尖端 0.5～1.0 mm。对于初学者而言,通常切除的太多了。有学者报道,热牙胶垂直充填技术的应用,有超过 40 ％的牙根表现出不止一个根尖孔,只要时间准确、正确,很少会发生欠填或超填的现象,当然如果发生上述现象最好重新预备根管。

根充前要选择好垂直加压器,大号垂直加压器用于根上 1/3 充填,中号垂直加压器用于根中 1/3 充填,小号垂直加压器用于根尖 1/3 充填,根管充填一般用 3～4 个加压器,加压器上每隔 5 mm 有一个凹槽标记,有利于操作过程中,控制好加压深度。

使用这项技术时,需要有器械对牙胶进行加热,现在应用的是一种电加热器,其特点是可以自助加热。根管封闭剂,它的特点是凝固时间短,收缩小。

(一)热牙胶垂直充填技术的详细步骤

1.干燥根管,确定根尖位置。

2.通过 X 射线片试主牙胶尖,并去除冠方多余的牙胶尖。

3.主尖根尖去除 0.5～1.0 mm,取出后备用。

4.选择垂直加压器。

5.清洗干燥根管。

6.根管内用螺旋充填器倒入少量根管封闭剂。

7.主牙胶尖尖端蘸少量根管封闭剂并置入根管。

8.去除主牙胶尖根管口或冠方的牙胶。

9.加热根管上 1/3 的牙胶,用垂直加压器加压充填,使半流体状的牙胶能充填入侧副根管内。

10.然后取出经过垂直加压过的根上 1/3 牙胶,通常情况下,每次操作的深度为 3～4 mm。

11.用同样的方法充填根中 1/3 部分,充填至根尖 4～5 mm 时,顺向充填就结束了。

12.如果不做桩冠,就向根管内加入少量牙胶,经过加热后垂直加压,每次充填深度也为 3～4 mm,直至充填到根管口。

热牙胶垂直充填技术适用于极度弯曲的根管,多根尖孔的根管,能够很好地充填侧副根管,充分的反映根管的形态和各种解剖学变异,与其他充填方法比较,有极少的微渗漏。热牙胶垂直充填技术应用过程中,要注意根管内的温度不可过高,否则容易损伤牙周组织。热牙胶充填技术还包括很多种,例如:热塑牙胶充填、热牙胶机械式充填、热注牙胶充填等等。各种技术都有其独特的优点,但也都有很多缺点有待进一步改进。

二、超声技术在根管治疗中的应用

（一）超声技术应用于根管治疗的历史回顾

1957 年 Richman 最早将超声技术应用于根管治疗，描述了通过超声技术扩大根管的方法，1971 年 Nossek 也介绍了超声在根管治疗中的作用，但这些报告没有得到临床医师重视和推广。1976 年 Martin 报告了超声的根管杀菌作用，对超声的根管清理能力作了较为深入的研究，并与 Cunningham 合作，提出"根管超声协同系统"理论，由此引起了广大学者的重视。自 20 世纪 80 年代中期开始，国内外学者通过微生物学、组织病理学、根管形态学等方面的研究，明确了超声技术在根管杀菌、根管清理、根管内堵塞物去除中的作用，为超声技术在根管治疗中的广泛应用打下了基础。随着研究的深入和根管治疗器械的更新，纠正了早期对超声根管治疗的错误认识。

（二）超声根管治疗器械

用于根管治疗的超声仪器很多，例如：Cavitron 超声仪（USA），Enac 超声仪（Japan），SU-PRASSON 超声仪，Odontoson 超声仪。国内较常用的主要有 Odontoson 超声仪和 SU-PRASSON 超声仪，两者在超声发生系统上有很大区别，前者采用了磁致伸缩原理，后者则为压电陶瓷技术。磁致伸缩产生的超声振荡频率较高，易产热，工作尖振荡时不够稳定；压电陶瓷发出的振荡频率相对较低，不易产热。

（三）超声技术在根管治疗中的主要作用

1. 根管清洗　超声通过空化作用、声流作用、协同作用在根管清洗时可以达到以下目的：

（1）有效去除牙本质碎屑和玷污层。

（2）有效溶解根管内有机物质，有一定的杀菌能力。

（3）改善狭窄、弯曲和复杂根管的冲洗效果。

（4）冲洗时推出根尖孔外物减少。

研究发现超声本身的杀菌力较低，但切削效率高、清理效果好，与冲洗剂协同使用可以有效杀灭细菌。超声波的空化作用、声流作用可以促进生物组织分解，甚至分解 DNA，裂解细胞，破坏红细胞、血小板，与 NaOCl 一起使用具有协同作用，促进 NaOCl 溶解组织、杀灭细菌。实验证明超声清洗中不是超声波产生的空穴作用杀灭细菌，而是声流效应的存在促使侧副根管内的细菌进入主根管，良好的冲洗可将根管内的细菌、碎屑冲出。另外，超声产热也可以增强冲洗液的消毒灭菌和溶解有机质的作用。

超声的震荡方式也可以增强冲洗剂的去屑能力，声流效应可以更大的振幅、更快的速度到达超声锉的尖端区域，空穴作用发生在根尖处，使超声波冲洗液到达根尖区。

大量研究证实，超声和 NaOCl 冲洗液的协同作用最好。EDTA 能螯合钙离子，溶解有机质，比较适用于细小弯曲的根管。

超声清洗时注意锉尖尽量不接触管壁，建议用 15 号锉，用逐步深入法，适当增大根尖预备直径以发挥器械的荡洗功能，有利于碎屑和玷污层的清除。

2. 根管钙化物的去除　超声根管锉具有高能量的超声震荡功能，能有效地去除根管内的钙化物。采用超声根管锉去除钙化物时，首先通过 X 射线片以及手用扩大根管器械探查，确定根管堵塞的部位和主根管的方向，使用 15 号或 25 号超声根管锉，从堵塞处冠方轻轻上下移动，幅度在逐渐向根方深入将根管内的堵塞物逐步去除。操作时必须密切注意超声根管锉进入的方向及深度,以避免根管壁的侧穿。利用专用工作尖(ET20、ET40)去除根管内钙化物时,要充分暴露髓腔,形成直线入口,通过工作尖振荡去除钙化物。钙化物下段根管一般用小号手动或机动根管锉进行预备,以达到根管畅通。

3. 根管折断器械或异物的取出　大量文献报告超声仪器在根管折断器械或异物的取出方面具有其他方法不可替代的优点。目前资料表明,超声器械是取出根管折断器械或异物最有效的方法。

根管内折断器械除根管锉外,还有螺旋充填器、扩孔钻、裂钻、拔髓针等。根管内异物常见有缝衣针、铅笔尖、牙签、充填不密合的牙胶尖、银针、水门汀、折断的桩钉等等。虽然很多文献报道超声根管锉在根管折断器械或异物取出方面取得很好的效果,但临床方面使用专用工作尖比根管锉更方便有效。

三、根管长度电测法的临床应用

(一)发展史

早在 1916 年 Custer 就开始了电测根管长度的探索,1942 年 Suzuki 发现牙周膜与口腔黏膜之间的电阻值为一恒定值,1958 年砂田进一步研究后确认这一恒定值为 6.5 kΩ,并首先使用直流电极来测量根管长度,因直流电极易发生极化且测量结果不准确,故在 1969 年砂田改用 150Hz 交流电作测量电流。1973 年 Inoue 提出了听测法,该法通过音调的变化来显示测量结果。

由于电测根管长度的准确性易受根管内电解质的影响,于是,1979 年 Hasegawa 使用 400Hz 的高频电作测量电流并在电极上缠上绝缘套,这一方法使测量的准确性有所提高,但存在绝缘套易破损、细小根管中探测受限等问题。1983 年 Ushiyama 提出的电压梯度法也因使用双电极测量而在细小根管中受限这一问题未受临床医生的认可。1984 年 Yamaoka 等人提出了频率反应差值法,据报道此法能在含电解质的根管中准确地测量根管长度,但却不能准确地测量干燥根管。1991 年 Kobayashi 等人报道了比值法,据称这种方法在根管内不同条件下都能进行准确测量。

几十年来,根管长度电测法在理论和实践上取得了许多重大进展,由测绝对电阻值到测相对电阻值,由阻抗依赖型到频率依赖型,由过去的电测仪显示探测电极与根尖孔处牙周韧带的接触情况到新一代的电测仪显示根尖缩窄区管径的最狭窄点,测量的准确性大大提高。

(二)根管长度电测法的准确性及影响因素的研究

1. 电测根管长度的准确性　电测法的准确性通常以 EAL 确定根尖孔的位置在 ±0.5 mm 范围的准确率来判断。过去多以 X 射线片法为评价标准,现在则以拔牙实测法为依据。不同设计类型的 EAL 的准确性不一样,阻抗型 EAL 的准确率为 55 %～75 %。Endex 的准确率为 89.64 %,RootZX 的准确率为 82.97 %～96.20 %。

2. 根管内容物对电测法准确性的影响　根管内干燥程度、冲洗液的性质和牙髓活力状况都可能是影响电测法准确性的因素,不同类型的仪器受影响的程度不同。阻抗型 EAL 易受根管内电解质的影响,电测时应尽可能使根管干燥,否则,容易导致测量长度短于实际长度。Endocater 因其特殊设计受根管内电解质的影响不大。Endex 和 Apit 由于在干燥根管内不能准确校准刻度,因此在干燥根管内难以进行测量,Fouad 研究认为 Endex 在含电解质根管中测量的准确性高于阻抗型仪器。Shabahang 和 Danlap 的研究表明,RootZX 测量的准确性不受根管内容物的影响,但 Meridit 认为根管干燥程度可能对 RootZX 测量的准确性有影响。

3.根尖孔大小、位置及根管形态对电测法准确性的影响　根尖孔大小是影响电测法准确性的要素之一,电测长与根尖孔面积呈负相关。根尖孔大小与根管内干燥程度两因素是相互关联的,在干燥根管内,根尖孔大小对各型 EAL 测量的准确性无影响;而在含电解质的根管内,当根尖孔直径超过 0.3 mm 或 0.4 mm 时,阻抗型 EAL 测量的准确性会受到影响,当根尖孔直径超过 0.62 mm 时,Endex 测量的准确性也会受影响,即电测长度短于实际长度。

根尖孔的位置有两种类型,即根尖顶型(占 56.53 %)和旁侧型(占 43.47 %)。用 RootZX 确定根尖孔位置时,根尖顶型的测量误差较旁侧型者为小。根尖副孔多位于旁侧(93.48 %),其发生率为 21.14 %,关于根尖副孔或侧支根管的存在对电测法准确性的影响尚未见研究报道。根管的弯曲程度对电测法的准确性无明显影响。

4.操作因素对电测法准确性的影响　探测锉与锉持器之间、唇夹(钩)与口腔黏膜之间以及其他电路连接处的接触不良均可影响测量的准确性,使得探测锉超出根尖孔。金属修复体、牙颈部的龋损或导电的冲洗液所致的测量电流颈漏也会使电测法的结果不准确。

(三)优缺点

理想的根管长度测量方法要求:测量准确、操作简便、避免放射、医患舒适、价格合理。目前,还没有一种方法能满足所有这些条件。通常使用的 X 射线片法存在操作繁琐、费时、射线污染等问题,并且在呕吐反射严重的患者或孕妇中应用受到限制。电测法与 X 射线照片法相比具有简便、快速、准确、减少 X 射线照射等优点,同时也存在一些不足,如需要特殊的仪器、准确性受根管内电解质的影响、难以准确测量根尖孔大的牙齿、并且禁用于戴心脏起搏器的患者。

根管长度电测法尚不能完全替代 X 射线照片法,利用 X 射线照片法除能估计牙齿长度外,还能使临床医生观察到治疗牙的全貌,尤其是牙冠和牙根的解剖形态、冠根关系以及牙根的大小、形态和位置。

(四)应用前景

根管长度电测法还可用于其他方面:

1.检查根管侧穿情况。

2.探测桩钉是否侧穿。

3.在根管超声预备系统中控制锉尖在根管内的位置。

4.用于根管机动预备系统中,在整个预备过程中控制锉尖的位置,防止过度预备。

5.当用导电牙胶尖充填根管时,可监测充填情况。

随着 EAL 性能的改善(如准确的长度测定和灵敏的数字显示),EAL 由单用途转向多用途,根管长度电测法的临床应用将日益广泛。

四、显微根管治疗技术在临床中的应用

早在 20 世纪二三十年代,显微镜就开始应用于医学领域,然而,直到 20 世纪八九十年代,显微镜才被引入到牙科治疗中。1996 年美国开始把口腔手术显微镜应用于根管治疗,1998 年 1 月美国牙医学会(AmericanDental Association,ADA)规定,所有的 ADA 认可的牙髓学课程必须有口腔显微镜在牙髓治疗方面的内容。口腔显微镜的实用价值在国际口腔领域中开始得到承认,医生们逐渐认识到在根管治疗的各环节都应该用显微镜。

　　根管治疗是治疗牙髓病和根尖周病首选的方法。由于牙根埋在牙槽骨内,肉眼无法看见,且根管系统很复杂,有的根管细如发丝,治疗前需要拍 X 射线片确定根管的位置和大概走向。即便如此,牙科医生在进行根管治疗时仍需要相当的经验,凭借有限的肉眼能力和手感去探查根管。当遇到复杂根管,如钙化、细小的根管或根管内有充填物不能扩通,器械折断在根管内等情况时,医生们往往束手无策,这样的牙齿或姑且保留或拔除。

　　现在借助显微镜打破了光凭手感的局限,可以直视到很多以前看不到的,可以看清根管内的细微结构,增加疑难牙齿治疗的成功率。对于钙化不通根管,用显微镜可以分清钙化物和牙本质,用超声一点一点去除钙化物,根据镜下组织颜色变化和 X 射线片确定根管走向,大多数情况下可以扩通根管,完成治疗。

　　根管显微镜在牙髓根尖周疾病诊治中的应用,主要包括根管治疗、根管再治疗和根管外科等方面。通过显微根管治疗可以直接观察根管的细微结构,确认手术位置,减少治疗的不确定性,显著提高了牙髓病和根尖周病治疗的质量。

　　本文着重就应用显微根管治疗技术寻找遗漏根管、疏通钙化根管、去除折断器械、断桩,修补根管壁穿孔等进行简要介绍。

　　(一)遗漏根管

　　临床上最常发生遗漏的是上颌磨牙近中根 MB_2 根管和下颌前磨牙的多根管系统,可在牙科手术显微镜和显微治疗器械的辅助下,结合透照法、染色法、沟槽法和发泡试验等诊断遗漏根管并完成根管治疗。

　　(二)钙化根管的疏通

　　根管钙化常见于外伤后的患牙,主要表现为 X 射线片上根管系统的影像不清晰或消失。沿牙长轴方向切削牙本质,逐渐向根尖方向探查根管的传统方法对于后牙细小、弯曲的根管容易造成根管偏移、台阶、根管壁侧穿等并发症。在根管显微镜的引导下,可根据钙化根管和正常牙本质之间颜色和质地的差别对切削部位作更精确的判断,从而有效减少根管偏移和根管壁穿孔的发生。

　　(三)修补穿孔

　　根管侧壁穿通是根管治疗过程中较为严重的并发症,可导致牙周组织炎症和牙周附着丧失,预后较差,最终多导致拔除患牙。根管显微镜具有良好的放大和照明功能,是确定和评估穿孔部位的关键工具。术者可以在清晰视野下进行根管壁穿孔的更直接更准确的定位和治疗,从而严密阻断根管与牙周组织之间的交通,有利于根管系统的彻底消毒,促进受损牙周组织的愈合。提高了根管壁穿孔非手术治疗的预后。

　　(四)折断器械及折断根管桩的取出

　　器械折断于根管内是根管治疗过程中较常见的并发症。多数情况下未取出的折断器械会导致根管预备无法到达工作长度,使根管治疗成功率下降。传统的处理方法预见性较低,发生根管侧穿的概率高。随着显微镜、超声器械和显微套管技术的出现,使折断器械取出的成功率大大提高,显微超声技术已成为处理根管内折断器械的主要方法。术前应通过拍摄平行投照 X 射线片了解折断器械的长度、粗细、在根管内的位置及根管的直径、弯曲度和根管壁的厚度等,评估取出折断器械的难易程度;并在显微镜下定位折断器械,根据器械折断在根管中的确切位置及其在根管中的松紧程度选择不同的处理方式。

五、一次性根管治疗术

对于一次性根管治疗,一般选择合适的病例,提高一次性根管治疗效果的基本保证。好在一次性根管治疗适用于大多数需要做根管治疗的病例。

(一)不适合做一次性根管治疗的情况

1.继发间隙感染患者。

2.急性根尖周脓肿需要切开引流者。

3.有重度叩痛。

4.根管内有渗出,且无法马上干燥。

5.复杂病例耗时太多,无法一次完成;或者患者无法忍受配合长时间的操作。

(二)一次性根管治疗的优点

1.对根管的内部解剖、根管形态和轮廓的熟悉有利于根管充填。

2.不会发生冠部暂封后两次就诊之间细菌渗漏的危险。

3.减少临床操作时间。

4.患者方便,无需再次复诊。

5.减少患者的担心和恐惧。

6.花费减少。

一次性根管治疗的适应证:主要适用于活髓病例,其患牙的选择还受牙根数目、治疗所需时间及医生的水平等许多因素的影响。最适宜的病例是外伤导致从龈缘处折断的前牙。

机械清理和化学冲洗消毒时根管治疗成功的基石。在感染根管的治疗中,机械预备对根管内污染物的机械清理作用至关重要,通过机械预备,可以减少根管内细菌量的 $100\sim1000$ 倍,这点大家都有一定的认识,但机械预备还对化学冲洗作用的发挥有很大的影响,似乎大家认识还不够充分,或者还不太重视。更有效的机械清理和更有效的化学冲洗消毒,在此基础上,可以极大地提高一次性根管治疗的成功机会。

一次性根管治疗的治疗理念是强调根管机械预备和化学冲洗消毒,并及早严密封闭根管系统。任何存在于牙本质小管深部的细菌,将被根管充填物以及牙周韧带侧不可渗透的牙骨质所封闭,在这样的环境下,细菌的活性被抑制或者死亡。

参考文献

[1]靳松,马春燕,杨涛.口腔医学与美容[M].南昌:江西科学技术出版社,2018.

[2](德)斯蒂芬·沃夫特(StefanWolfart).口腔种植修复[M].沈阳:辽宁科学技术出版社,2019.

[3]彭晓花.口腔种植牙修复牙列缺损的临床效果观察[J].全科口腔医学电子杂志,2019(22):53-54.

[4]姚江武.团队口腔医学[M].沈阳:辽宁科学技术出版社,2019.

[5]王莉,刘东,张永辉,等.临床口腔医学新进展[M].长春,吉林科学技术出版社,2017.

[6]于文倩,李晓茜,马丽,马晓妮,徐欣.下颌牙列缺失固定种植修复的(牙合)学研究[J].华西口腔医学杂志,2020(01):30-36.

[7]王广.中国口腔种植体概览[M].重庆:重庆出版社,2019.

[8]徐平,朱学芬,简从相,等.临床口腔医学疾病诊断与治疗[M].长春,吉林科学技术出版社,2017.

[9]吴俊,黎曙光.螺丝固位种植修复技术在牙列缺损中应用体会[J].浙江创伤外科,2019(05):1008-1009.

[10]徐平,郑廷利,李燕,等.临床口腔疾病诊疗学[M].长春,吉林科学技术出版社,2017.

[11]郑浩,羊书勇,郭松,等.实用临床口腔学[M].长春,吉林科学技术出版社,2017.

[12]何志伟.拔牙位点保存技术对口腔种植患者美学效果的影响[J].中国口腔种植学杂志,2019(02):74-76.

[13]张营,祁东,于新波,等.新编临床口腔医学[M].长春,吉林科学技术出版社,2017.

[14](日)保母须弥也,(日)细山愃.口腔种植咬合技术[M].沈阳:辽宁科学技术出版社,2019.

[15]高阳,李惠山,李晓明,王若立,吴大雷,正畸联合修复治疗牙列缺损伴牙颌畸形的临床效果[J].中国当代医药,2018(08):98-100.

[16]张磊,刘莉娜,吴江,等.临床口腔疾病检查技术与治疗实践[M].长春,吉林科学技术出版社,2018.

[17]杨易,周顺成,何华春,刘芹,石玮.口腔种植修复对牙列缺失患者生活质量及龈沟液AST、OPN水平的影响[J].中国口腔颌面外科杂志,2019(06):531-534.

[18]韩小梅,马建辉,周丽红,等.口腔医学理论与临床实践[M].长春,吉林大学出版社,2019.

[19]冯叶.多次法根管治疗与一次性根管治疗牙体牙髓病的临床价值分析[J].当代医学,2019(30):143-144.

[20](英)奈恩·威尔逊,斯蒂芬·邓恩.口腔临床操作技术[M].上海:上海科学技术出版社,2019.

[21]周君,陈志敏.全瓷高嵌体修复根管治疗后牙体缺损的临床评价[J].现代仪器与医疗,2018(02):131-133.

[22]李磊,李晓荣,郑纪伟,等.临床口腔医学理论与实践[M].长春,吉林科学技术出版社,2018.